Kerstin Wilhelmina Tenn

HEB-AHNEN WISSEN

Kleine Naturheilkunde-Apotheke und Ernährungsfibel

mit Superfood-Rezepten für den Kinderwunsch, Schwangerschaft, Niederkunft, Wochenbett und Stillzeit

SPICA
VERLAG GMBH

www.spica-verlag.de

1. Auflage, 2025

Autorin: Kerstin Wilhelmina Tenn
Für den Inhalt des Werkes ist die Autorin selbst verantwortlich.
Gesamtherstellung: Spica Verlag GmbH

Printed in Europe
ISBN 978-3-98503-207-5

Haftungsausschluss

Die in diesem Buch enthaltenen Informationen zu Naturrezepten, Schwangerschaft, Niederkunft, Wochenbett, Babypflege und der Verwendung von Hanf sind ausschließlich zu Informationszwecken gedacht und stellen keinen Ersatz für medizinische Versorgung durch einen Arzt dar. Die Autorin und der Verlag schließen eine Verantwortung für mögliche negative Auswirkungen oder gesundheitliche Komplikationen, die aus der Anwendung der in diesem Buch beschriebenen Praktiken, Rezepte, fehlerhafter Mengen insbesondere durch Unkenntnis der Pflanzen oder Unverträglichkeiten resultieren könnten ebenso aus, wie eine Haftungsübernahme für eventuelle Schäden oder Verluste, die direkt oder indirekt aus der Nutzung, dem Vertrauen oder die fehlerhafte Anwendung auf die in diesem Buch enthaltenen Informationen entstehen. Es wird empfohlen, vor der Anwendung von Naturheilmitteln, insbesondere während der Schwangerschaft oder in der Zeit nach der Geburt, einen Arzt oder qualifizierten Gesundheitsdienstleister zu konsultieren. Die Inhalte dieses Buches ersetzen weder die professionelle medizinische Beratung, noch eine Diagnose oder Behandlung. Jeder Leser ist selbst verantwortlich für seine Entscheidungen zur Anwendung und deren Konsequenzen.

Der Leser möge beachten, dass die rechtlichen Rahmenbedingungen und wissenschaftlichen Erkenntnisse über die Verwendung von Hanf in verschiedenen Regionen variieren können. Er sollte sich über die geltenden Gesetze und Vorschriften in seinem Land oder seiner Region, bevor er die in diesem Buch beschriebenen Produkte oder Praktiken anwendet.
Das Buch wurde geschrieben, um seine Leserschaft mit der Anleitung und dem Wissen zu versorgen, mit dem sie Verantwortung für ihr eigenes Leben, ihre Gesundheit und ihr Glück übernehmen können. Ebenso gibt es ihr eine Anleitung, um an die Grundursache von Disharmonien zu gelangen. Das Buch basiert auf eigenen Erfahrungen der Autorin.

Hier der vom Gesetz vorgeschriebene rechtliche Haftungsausschluss:
Der Leser möge einen Arzt konsultieren, wenn er verletzt ist oder an Krankheiten leidet. Diese Publikation präsentiert das Wissen der Autorin, die auf ihren Erkenntnissen, ihrer Erfahrung und ihrer Überzeugung basiert. Die hier dargestellten Rezepte entsprechen nicht dem wissenschaftlichen Konsens. Ergebnisse hängen von der jeweiligen Situation des Einzelnen ab und können abweichen. Der Leser nutzt alle Informationen und Rezepte in diesem Buch auf eigene Gefahr, aus eigener Kraft und aus freiem Willen.

Rechtliche Hinweise:

Dieses Buch versorgt seine Leserschaft mit Informationen über das angegebene Thema. Während alles getan wurde, um die hier zugrunde liegenden Informationen so strukturiert und verständlich wie möglich aufzubereiten, übernehmen weder die Autorin noch der Herausgeber Verantwortung für Fehler, Auslassungen oder Fehlinterpretationen des Themas. Diese Veröffentlichung basiert darauf, dass weder der Herausgeber noch die Autorin medizinische Dienste leisten. Wenn der Leser an einer behandlungsbedürftigen Krankheit leidet, sollten er einen Arzt konsultieren. Der Käufer oder Leser dieses Buches übernimmt die alleinige Verantwortung und Haftung für die Anwendung der hier dargestellten Rezepte. Zweck dieses Buches ist die Aufklärung. Mögliche Übereinstimmungen mit bestimmten Menschen oder Organisationen sind unbeabsichtigt. Die Informationen in diesem Buch sind kein Ersatz für einen Arztbesuch. Es wird nicht beabsichtigt, Krankheiten konkret zu behandeln oder zu diagnostizieren. Wenn der Leser sich in therapeutischer Behandlung befindet, sollte er seinen Arzt oder Therapeuten befragen, bevor er Änderungen vornimmt oder in diesem Buch beschriebene Rezepte oder Meinungen anwendet.

Inhaltsverzeichnis

1. Zum Geleit

In der heutigen Zeit, in der das Internet wie ein endloser Ozean an Wissen und Informationen über Schwangerschaft, Niederkunft, das Wochenbett und die Pflege des Neugeborenen strömt, stehen wir vor einer Vielzahl von Einblicken, die sowohl erhellend als auch beunruhigend sein können. Diese Fülle an Informationen kann oft Ängste und besorgte Gedanken hervorrufen.
Mein Buch bringt Licht in diesen Dschungel an Informationen – es bietet dir die Möglichkeit, Schwangerschaftsbeschwerden, Sorgen während des Wochenbetts und den ersten, banalen Erkrankungen deines Babys mit Vertrauen zu begegnen. Es geht darum, dir neue Perspektiven und wertvolle Hexenweisheiten an die Hand zu geben, die ich auf meiner eigenen Lebensreise gesammelt habe. Mit einfachen Rezepten und bewährten Methoden kannst du schnell und wirkungsvoll handeln und heilen. Hier findest du einen Schatz an Wissen, den ich neu entdeckt und für dich sowie dein Baby zugänglich gemacht habe. In einer Zeit, in der die Naturheilkunde und die Homöopathie an Bedeutung gewinnen, wird deutlich, dass du für dein Baby eine ganzheitliche Medizin wünschst, die nicht nur Symptome behandelt, sondern das gesamte Wesen in den Fokus rückt.

Egal wo du dich befindest, hier wirst du Unterstützung finden. Ich wünsche dir viel Freude beim Entdecken und hoffe, dass du in all deinen Anliegen die Antworten findest, die du suchst.
In herzlicher Verbundenheit,
Kerstin Wilhelmina Tenn

1.1. Danksagung

In dieser besonderen Danksagung möchte ich von Herzen all jenen danken, die zur Entstehung dieses Buches beigetragen haben. Ein ganz besonderer Dank gilt Vanessa Adams, der engagierten Vereinspräsidentin des Bildungsvereins Ursprung, Akademie für Familien und Menschen, und Vizepräsidentin des Heb-Ahnen Verbandes, deren Vision und Unterstützung entscheidend waren.
Mein aufrichtiger Dank geht auch an Christoph Eßer für seine weitreichende Unterstützung, die mir in vielen Momenten hilfreich zur Seite stand.
Ohne die Unterstützung und das Vertrauen dieser wunderbaren Menschen wäre dieses Buch nicht möglich gewesen.
Herzlichen Dank!

2. Wissenswertes über Naturheilkunde

2.1. Pflanzenheilkunde, Aromatherapie und Homöopathie

„Denn es gibt zweierlei Arzneien auf der Erde, solche für die Weiber und solche für die Männer. Den Weibern taugen ihre Arzneien, den Männern die ihren. Es gibt nur deshalb weibliche und männliche Kräuter in der Welt, weil es auch weibliche und männliche Krankheiten gibt.
Gäbe es den letzteren Unterschied nicht, wozu gäbe es dann die zwei Gattungen von
Heilmitteln in der Natur? Die gibt es doch nur aus dem Grunde, weil es zwei Welten unter den Menschen gibt, die Weiber und den Mann. Weil diese in ihren Krankheiten verschieden sind, sind auch die Heilmittel verschieden.“

(Paracelsus 1493–1541)

In den verborgenen Winkeln unserer Erde entfaltet sich ein Reich voller Heilmöglichkeiten, ein geheimnisvolles Terrain der Kräuter und Pflanzen. Seit Anbeginn der Zeit haben diese botanischen Wesen uns auf unserem Weg des Überlebens begleitet, ihre heilenden Kräfte uns in dunklen Stunden gestärkt. Weise Weiber, die als Kräuter-

Weiber bekannt sind, hüten seit Menschengedenken das Wissen um natürliche Heilmittel, die nicht nur zur Linderung von Leiden dienen, sondern auch zur Pflege des Körpers und für romantische Stunden in Zweisamkeit.
In vielen Kulturen dieser Erde finden Kräuter und Heilpflanzen weiterhin ihren Platz in religiösen und spirituellen Zeremonien, als Bindeglied zwischen Mensch und Natur. Dieses kostbare Wissen ist ein Erbe, das über Generationen hinweg von Hebahnen, Doulas und weisen Weibern bewahrt und weitergegeben wurde. Sie haben es niedergeschrieben, um es den kommenden Generationen zugänglich zu machen und die Verbindung zu den heilenden Kräften der Natur zu stärken.
In den ätherischen Ölen offenbart sich das Pflanzenwissen der gesamten Erde. Diese flüchtigen Aromastoffe prägen den Duft und den Geschmack der jeweiligen Pflanze. Sie erfüllen eine doppelte Funktion: Einerseits dienen sie als Lockstoffe, um Insekten zur Bestäubung anzuziehen, andererseits können sie als chemische Abwehrstoffe wirken, die andere Pflanzen fernhalten oder das Wachstum von Krankheitserregern wie Pflanzenviren und Schimmelpilzen hemmen.
Ätherische Öle werden durch Methoden wie Wasserdampfdestillation, Extraktion oder Auspressen von Pflanzen oder Pflanzenteilen gewonnen. Obwohl sie nur einen Auszug aus der Pflanze darstellen, tragen sie dennoch eine konzentrierte

Form ihrer Lebenskraft in sich. In der Aromatherapie wird durch die Anwendung dieser Öle die Selbstheilungskraft des Körpers aktiviert, das Gleichgewicht zwischen Körper und Seele gefördert und das allgemeine Wohlbefinden gesteigert.

Pflanzenheilkunde und Aromatherapie finden z. B. Anwendung in:

- Kräutertees,
- Ernährung,
- Wickeln und Co.,
- Aromabädern,
- Körper- oder Massageölen,
- Raumbeduftung.

Durch die Kraft der Natur wird lebendiges Wirken stets erfolgreich und sicher gelingen.
Wirkung einzelner Pflanzen und ätherischer Öle in Kurzform:

Pflanze/ätherisches Öl	**Wirkung**
Angelikawurzel	stark antiseptisch, seelisch stabilisierend, harmonisierend, angstlösend
Anissamen	verdauungsfördernd, milchflussfördernd, entspannend, beruhigend
Basilikum	entkrampfend, aufmunternd, nervenstärkend, immunstärkend

Benzoe Siam	antibakteriell, entkrampfend, wundheilend, anregend, erwärmend
Bergamotte	antiseptisch, immun-stimulierend, angstlösend, stimmungsaufhellend
Eukalyptus	antiviral, antibakteriell, schmerzlindernd, erfrischend, stärkend, belebend
Fenchel, süß	antibakteriell, schmerzstillend, entkrampfend, milchfluss-fördernd, beruhigend
Grapefruit	antiseptisch, immun-stimulierend, luftreinigend, stimmungsaufhellend
Ingwer	schmerzstillend, vitalisierend, regenerierend, nerventonisierend
Jasmin	krampflösend, hormon-modulierend, stimmungs-aufhellend, angstlösend
Kamille, echte	stark entzündungshem-mend, antibakteriell, hautstoffwechselanregend
Kamille, römische	schmerzlindernd, entspannend, schlaffördernd, antidepressiv, stresslösend
Kardamom	antiseptisch, entkrampfend, ver-dauungsfördernd, ausgleichend
Karottensamen	hautzellgenerierend, hormon modulierend, ausgleichend, stärkend
Koriandersamen	antibakteriell, schmerzlindernd, entblähend, kräftigend, beruhigend
Kreuzkümmel	antimykotisch, verdauungs-fördernd, entblähend, schmerzstillend

Lavendel, fein	desinfizierend, immunstimulierend, wundheilend, schmerzlindernd, schlaffördernd, aufbauend, antidepressiv, erfrischend, krampflösend
Limette	antiseptisch, entzündungshemmend, luftreinigend, stimmungsaufhellend
Majoran	antibakteriell, schmerzstillend, beruhigend, nerventonisierend
Mandarine	antiseptisch, entkrampfend, lymphabflussfördernd, angstlösend
Melisse	antiviral, antibakteriell, schmerzstillend, herzstärkend, schützend
Muskatellersalbei	antibakteriell, entkrampfend, hormonmodulierend, inspirierend
Nelkenblätter	antibakteriell, erwärmend, durchblutungsfördernd, uterustonisierend
Neroli	antibakteriell, entkrampfend, beruhigend, stimmungsaufhellend
Orange	antibakteriell, immunstimmulierend, kreislaufbelebend, lymphflussanregend
Pfefferminze	antibakteriell, entzundungshemmend, schmerzstillend, kühlend
Rose	schmerzlindernd, antibakteriell, wundheilend, hautgenerierend, beruhigend, entkrampfend, stressreduzierend, nervenstärkend
Rosengeranie	antiviral, antibakteriell, lymphflussanregend, wundheilend, haut- und schleimhautfloraregulierend, herztröstend

Rosenholz	antiviral, antibakteriell, hautpflegend, entspannend, immunmodulierend
Rosmarin Cin	antiseptisch, antiviral, durchblutungsfördernd, konzentrationsfördernd
Salbei	antiviral, antibakteriell, lymph und gallenflussanregend, östrogenähnlich
Sandelholz	antiseptisch, antibakteriell, venentonisierend, hautregenerierend
Teebaum	antibakteriell, antimykotisch, antiseptisch, abwehrsteigernd
Wachholderbeere	antibakteriell, entschlackend, mild harntreibend, schmerzlindernd, belebend
Weihrauch, arab.	schmerzlindernd, entspannend, entkrampfend
Ylang-Ylang, komplett	immunmodelierend, zellregenerierend, stimmungsaufhellend
Zedernholz	angstlösend, stärkend, beruhigend, entzündungshemmend, schleimlösend
Zimtblätter	antibakteriell (mit breitem Spektrum), antimykotisch, antiviral, erwärmend, durchblutungsfördernd, muskelentspannend, schmerzstillend, allgemein tonisierend (auch auf dic Gebärmutter)
Zitrone	antiseptisch, entzündungshemmend, fiebersenkend, stimmungsaufhellend
Zypresse	antiseptisch, entzündungshemmend, entstauend, schmerzstillend

Nicht für Schwangere geeignet sind Pflanzen mit u.a. abortivem oder mutagenem Potential:

Pflanze	**Inhaltsstoff**	**Wirkung**
Aloe	Anthranoide	abortiv, mutagen
Aubergine	Steroidalkaloid	embryotoxisch
Bärenklau	Cumarine	abortiv
Baldrian	Baldrinal	mutagen
Baumwolle	Gossypol	wehenanregend
Beinwell	Pyrrolizidinalkaloide	mutagen, hepatotoxisch
Berberitze	Alkaloide	abortiv
Buschwin-dröschen	Protoanemonin	(frisches Kraut) abortiv
Eisenkraut	Bitterstoffe, Verbenalin	wehenanregend
Enzian (Gelber)	Gentisin	mutagen
Faulbaum	Anthranoide	abortiv
Greiskraut	Pyrrolizidinealkaloide	hepatotoxisch, mutagen
Haselwurz	Saponine	abotiv
Hirtentäschel	Peptide	wehenanregend
Huflattich	Pyrrolizidinalkaloide	embryotoxisch, hepatotoxisch, mutagen
Ingwer	Ätherisches Öl, Gingerole	wehenanregend
Johanniskraut	Hypericin, Hyperforin	embryotoxisch

Kaffee	Coffein	embryotoxisch
Kohlarten	Sinigrin	mutagen
Koloquinte	Cucurbitacine	abführend
Küchenschelle	Protoanemonin	abortiv, embryotoxisch
Lebensbaum	Thujon im ätherischen Öl	abortiv
Leberblümchen	Protoanemonin	abortiv
Meerrettich	Sinigrin	mutagen
Mönchspfeffer	Iridoidglykoside	hepatotoxisch
Osterluzei	Aristolochiasäure	kanzerogen
Pestwurz	Pyrrolizidinealkaloide	embryotoxisch
Rainfarn	Thujon	abortiv
Rauschpfeffer	Alkaloide	hepatotoxisch
Raute	Furanocumarine	abortiv
Sadebaum	Sabinol	abortiv
Schierling	Coniin	embryotoxisch
Schöllkraut	Alkaloide	hepatotoxisch
Senna	Anthranoide	mutagen
Silberkerze	Isoflavone	wehenanregend
Steinklee	Cumarine	abortiv
Wasserdost	Pyrrolizidinalkaloide	embryotoxisch
Zimt	Ätherische Öle	wehenanregend

Zinnkraut	Equisetonin	wehenanregend

abortiv = kann Früh-, oder Fehlgeburten auslösen
embryotoxisch = schädigt die Leibesfrucht
hepatotoxisch = leberschädigend
kanzerogen = krebsauslösend
mutagen = erbgutschädigend

Homöopathie

In den geheimnisvollen Gefilden der Pflanzenheilkunde und Aromatherapie entfalten Heilpflanzen und ätherische Öle ihre Kräfte, um gegen die Schatten der Krankheiten und deren Symptome anzutreten. Dieser Weg wird als Allopathie bezeichnet, ein direkter Kampf gegen das Leiden. Doch in der Dunkelheit dieser Welt existiert auch ein anderer Pfad: die Homöopathie.

Die klassische Homöopathie, geboren aus den Weisheiten des Samuel Hahnemann (1755–1843), ist ein faszinierendes Spiel der Reize. Ihr Grundsatz besagt, dass die Symptome einer Krankheit den Eigenschaften der Arznei ähnlich sein müssen, die man zur Heilung heranzieht. Dies offenbart sich in der Verwendung von Mitteln, die in solch einer Weise verdünnt werden, dass ihre schädlichen Wirkungen in der Regel verschwunden sind. Diese feine Kunst gestattet es, selbst potenziell gefährliche Substanzen wie Arsen oder

Belladonna in einer Form zu nutzen, die zur Linderung oder gar Heilung von Leiden beitragen kann. So entfaltet sich ein geheimnisvolles Zusammenspiel zwischen Natur und Heilung, dass es wert ist, erkundet zu werden.

Bei der Auswahl der Potenz gibt es einige bewährte Grundprinzipien:

- bei akuten Beschwerden wird häufig eine höhere Potenz gewählt.
- bei überwiegend seelischen Beschwerden empfiehlt sich ebenfalls eine höhere Potenz.
- bei körperlichen Beschwerden wird tendenziell eine niedrigere Potenz eingesetzt.
- höhere Potenzen werden seltener verabreicht, während niedrigere Potenzen häufigere Gaben erfordern.

3. Die Pflanze: Hanf

Die Hanfpflanze beschenkt den Menschen seit Jahrtausenden mit Wärme, Kleidung, Genuss und ihren Heilkräften. Dabei machte die Heilpflanze keinen Unterschied zwischen Mann und Weib. Ihre Heilkraft lässt sie seit Urzeiten für uns Menschen sprießen. Selbst die skeptischen Menschen dieser Welt müssen doch zugeben, dass ohne Heilpflanzen aus der Natur keine menschliche Existenz möglich wäre: wir hätten keinen Sauerstoff zum Atmen, Tiere hätten keine Nahrungsmittel und letztlich wären unsere Teller leer.

Diese Dankbarkeit und Ehrfurcht haben unsere Vorfahren gefühlt und erlebt, wie die Natur sich jeden Tag neu gebiert. Viele Völker verehren die Natur, empfinden die Natur als göttliches Wesen. Man denke da nur an die indianischen Weiber. Schon vor 1500 Jahren haben die Weiber in ihren Tipis Heilpflanzen geräuchert, um so Schmerzlinderung bei den Wehen zu erfahren.

Zwar hatten die alten Völker eine eher männerdominierte Gesellschaftsform, doch das Urmysterium Niederkunft bleibt bis heute ein weiblicher Zauber. Alles beginnt mit der Art, wie wir geboren werden. Ob behutsam begleitet, verbunden mit der Natur, mit den Tieren, den Bäumen, den Sträuchern, den Pflanzen und Blumen. Jedes

Lebewesen und jede Pflanze bringt ihre eigenen Früchte hervor. Das Interesse unserer Vorfahren lag also ursprünglich in der Natürlichkeit.

Das alte Wissen um Hanf wurde im Nebel der Vorzeit, von Generation zu Generation, mündlich weitergegeben. Viele alte Rituale und Heilrezepte sind verloren gegangen. Das „empirische Wissen der alten weisen Weber" kann nur noch in wenigen Büchern nachgelesen werden. Gewiss wurde ein Großteil des Kräuterwissens um die Hanfpflanze bewusst vom Industriezeitalter und der Pharmaindustrie vernichtet. In vielen Kräuterbüchern um das 16. Jahrhundert finden sich immer noch Schatztruhen um die Heilpflanze Hanf.

3.1. Die Pflanze Cannabis

„Den erstarrten machtlosen Weibern ist der Hanf eine nützliche Arznei, machet er fruchtbar, verzehrt er all das Übel aus den Geburtsliedern und gebe er uns Kraft und das Licht zurück, was man uns raubte."

Kerstin Wilhelmina Tenn

Name: Cannabis Sativa/Indica
Pflanzenname im Volksmund: Marihuana, Gras, Ganja
Familienname: Hanfgewächse

(Cannabaceae) Signatur:
Die weibliche Hanfpflanze erkennst du an ihren dünnen, weißen Haaren, die meist zum Licht abstehen. Du kannst sie auch an ihren harzigen Trichomen erkennen, die sich an den Blüten und auch auf kleinen Blättchen bilden. Weibliche Hanfpflanzen geben sich meist später als solche zu erkennen, denn sie wachsen in der Regel etwas langsamer als die männliche Hanfpflanzen. Die Blüten der weiblichen Hanfpflanze enthalten THC. Die Gestalt der Hanfpflanze erlaubt eine Zuordnung zur Pflanzenkraft Neptun. Der charakterliche Hanfduft, der den Geist erfrischt und den Körper entspannt, zeigt große reinigende Heilkräfte an. Die Pflanze wird kaum von Parasiten befallen und scheint daher große Abwehrkräfte zu besitzen. Ihr Duft ist als eine Art chemische Waffe zu verstehen, denn er hält Ungeziefer ab. So wie er die Pflanze schützt, so verhilft er den Weibern, die ihn einsetzen, zu ihrer weiblichen Intuition und Willenskraft.

Hanfduft assoziiert man mit Entspannung und Reinheit, weil er von vielen Kulturen als heilig verehrt wird. Der Hanfduft vertreibt nicht nur böse Geister, sondern hält Scheidenpilze und Menstruationsschmerzen auf Distanz, wenn man beispielsweise zwei Tröpfchen CBD Öl auf die Binde gibt.

Heileigenschaften:
Nervenstärkend, beruhigend, einschlaffördernd, krampflösend, entzündungshemmend, wundheilend, schmerzhemmend, antibakteriell, antimykotisch, Fungizid, Insektizid, Leber-, und galletreibend.

Verwendung in der Weiberheilkunde:
Im übertragenen Sinne vermittelt die Aromapflanze tatsächlich Heilung, Entspannung und Schmerzlinderung. Zu einem klärt und beruhigt Hanfduft die Seele und den Geist und verbessert dadurch die Konzentrationsfähigkeit sowie das Leistungsvermögen z. B. als Duftmischung für die Aromalampe: Bergamotte, Hanf, Rosmarin, Weihrauch zu gleichen Teilen. Zum anderen sorgen die antimikrobiellen Inhaltsstoffe des ätherischen Hanföls tatsächlich für körperliche Reinigung, denn es bekämpft Bakterien, Viren und Pilze. Vor allem nach Scheidenpilz, wenn das Pilzwachstum durch antimykotische Creme oder Zäpfchen nur vorübergehend unterdrückt wurde, beugt Hanföl einer erneuten Pilzinfektion vor. Ich empfehle Schwangeren daher, prophylaktisch 1–2 Tropfen ätherisches Hanföl auf die Unterwäsche oder Binde zu geben.

3.2. Pflanzenwirkstoffe des Hanfs

„Wie das Leben in seiner Vielschichtigkeit, so verlangt auch die Gesundheit nach ständiger Pflege und Hingabe. Jeder Mensch ist der Schmied seines eigenen Schicksals und trägt die Verantwortung für das Wohl seiner Gesundheit."

Franz Xav. v. Hartmann

Hanfblüten und Pflanzenteile wie Wurzeln und Blätter werden als Tees, Auszüge, Öle, Räucherungen, Saft oder Pulver bei verschiedenen geburtshilflichen Anwendungen verwendet.

Einige Wirkstoffe von Hanf:
Die weiblichen Blüten enthalten ätherische Öle. Das wohl bekannteste Cannabinoid ist THC (Delta-9-Tetrahydrocannabinol).

Das ätherische CBD Öl
Ätherische Öle sind flüchtige Aromastoffe, die den Duft oder Geschmack einer Pflanze ausmachen. Sie dienen dem Gewächs einerseits als Lockstoff, um etwa Insekten zur Bestäubung anzulocken. Andererseits können die Düfte wie eine Art chemische Waffe wirken und andere Pflanzen auf Abstand halten oder Krankheitserreger wie Pflanzenviren oder Schimmelpilz im Wachstum hemmen.

Alkaloide

Alkaloide sind stickstoffhaltige Pflanzenstoffe. Inzwischen kennt man einige Tausend Alkaloide mit unterschiedlicher Wirkung. Vermutlich dienen diese Stoffe der Pflanze als Schutz vor Bakterien, Pilzen und Virusbefall.

Bitterstoffe

Hierzu zählen alle bitter schmeckenden Pflanzeninhaltsstoffe, die über die Bitterrezeptoren in den Geschmacksknospen am Zungengrund die Verdauungssäfte ins Fließen bringen.

Cumarine

Im Pflanzenreich sind diese Inhaltsstoffe weit verbreitet, es gibt schätzungsweise 1000 Cumarinverbindungen. In der frischen Hanfpflanze liegt die Cumarinverbindung meist als leichte Geruchsvorstufe vor, die erst beim Trocknungsprozess in geruchsintensive Formen übergehen und den typischen Hanfduft ausmacht.

Flavonoide

Der Begriff Flavonoide leitet sich vom lateinischen Flavus = Gelb ab. Es handelt sich um Farbpigmente, die im Zellsaft gelöst sind. Diese Flavonoide schützen die oberirdischen Pflanzenteile vor Strahlenschäden.

Glykoside

Unter dem Begriff versammeln sich unterschiedliche Pflanzen-Inhaltsstoffe. Für Weiber und Kinderheilkundler ist vielleicht Folgendes interessant: Die Glykoside der Hanfpflanze waren in der Volksmedizin bei Windeldermatitis gebräuchlich und wurden in Salben eingearbeitet. Die Hanfpflanze war schon bei den alten Germanen eine große Wunderarznei, die Weiber legten die zerkauten Hanfblätter auf eine Wunde im Bereich der Brustwarzen, um Staphylokokken, also die Eitererreger und Erreger von Brustdrüsenentzündung, im Wachstum zu hemmen.

Harze

Harze sind aromatische Stoffe, die der Pflanze als eine Art Wundkork und Schutz vor Infektionen dienen. Harze dienen ebenso den Menschen als Wundarznei und Antibiotikum. In der Weiberheilkunde gebraucht man harzige Salben zur Pflege verhärteter oder wulstiger Narben und alte Völker haben das Harz als Gebärmutter-Arznei gebraucht.

Saponine

Der Name dieser Wirkstoffgruppe leitet sich vom lateinischen Sapo = Seife ab, weil Saponine zusammen mit Wasser schäumen. Der Pflanze dient dieser Stoff zum Schutz vor Pilzbefall. Saponine wirken einerseits verflüssigend auf das Bronchialsekret und erleichtert daher das Abhusten bei Bronchitis. Andererseits haben Saponine-Drogen fast immer ein antibiotisches und vor allem antivirales Potenzial. Hanf kann daher bei Keuchhusten und bei bakteriellen Hautentzündungen sowie zur Schneckenbekämpfung im heimischen Garten eingesetzt werden.

Schleimstoffe

Schleimstoffe sind so genannte Heteropolysaccharide, die in Wasser quellen und gelartige Konsistenz haben. In der Weiberheilkunde nutzt man diese schleimhaltige Pflanze Hanf für reizlindernde Sitzbäder oder Vaginal-Spülungen. Die Schleimstoffe legen sich wie eine Art Schutzfilm auf die gereizte Haut und verhindern, dass zum Beispiel Chemikalien oder Bakterien tiefer eindringen können.

Vitamine

Vor allem in der Hanfpflanze kommen reichlich Vitamine vor. Hanfpflanzen übertreffen mit einem Vielfachen sogar Wildkräuter. Vor allem Provitamin A gilt als Antioxidans, das die Haut vor Strahlenschäden schützt und die Regenerationskräfte der Schleimhaut anregt. Zu den Antioxidantien zählen auch Ascorbinsäure (Vitamin C), die reichlich in Hanf vorkommt. Vitamin C wird in der alternativen Krebstherapie hochdosiert eingesetzt, um Virus-Schäden der Zelle zu regenerieren, und hat sich daher bei schlechten PAB Tests so wie bei Krebserkrankung bewährt. Vorteile der Vitamine pflanzlicher Herkunft sind die gute Verträglichkeit und die geringe Gefahr der Überdosierung.

3.3. Cannabis als ursprüngliche Medizin

Cannabis, die geheimnisvolle Pflanze, birgt die Fähigkeit, die Empfindungen in den Bereichen Ernährung, Liebe und Gesundheit zu intensivieren. Ihre Komponenten entfalten eine Kraft, die über die bloße Nutzung hinausgeht; sie können in Textilien verwandelt werden und tragen den Namen Hanf. Hanf, die älteste von der Menschheit kultivierte Pflanze, war Wegbereiterin der Landwirtschaft und legte somit die Wurzeln für die Entstehung von Zivilisationen. Diese Pflanze, tief verwoben mit der Geschichte der Menschheit, hütet in ihrem Wesen die Geheimnisse vergangener Zeiten und die Möglichkeiten der Zukunft.

Cannabis ist meiner Meinung nach eine der kräftigsten und lehrenden Pflanzen, die es gibt. Man kann nicht sagen, dass Cannabis generell psychodelisch wäre, jedoch bei hoher Dosierung und besonders bei Personen, die noch keine Erfahrung mit Cannabis haben, kommt das Erlebnis recht nah an einen psychodelischen Punkt heran. Das kann passieren. Aber weißt du, ich denke, dass die Natur großzügig zu uns war, sie hat uns mit allem versorgt, also mit Nahrung, Kleidung und Essen. Alles stammt aus der Natur und darüber hinaus stellt sie uns noch diese bewusstseinsverändernden Substanzen zur Verfügung – zu der die Menschheit schon lange eine Beziehung hat. Es gibt heute so viele Namen für diese Pflanze, als würde es scheinen, dass jede Generation ihren eigenen Namen erfinden würde. In vielen Gesellschaftsformen wird die Terminologie wieder aufgefrischt.

Hinweise auf Hanf, seine Fasern und die Nutznießung gehen laut den führenden Experten für antike Textilien 25000 Jahre bis 28000 Jahre zurück. Und das erschließt sich aus der Form der Werkzeuge, mit denen die Hanffasern aufgebrochen wurden. Wir können nachweisen, dass Hanfbekleidung vor mindestens 12000 Jahren sehr weit verbreitet war. Der Gebrauch von Cannabis kann hautsächlich anhand der Verbreitung der indoeuropäischen Sprache verfolgt werden, also der Ursprungssprache von Französisch, Deutsch, Englisch oder Sanskrit. Egal wo Hanf hingeht, egal wo er ankommt, er nimmt immer neue Namen an. Zum Beispiel „Der Freudenspender, das Ende der Sorgen, das Geschenk, das Geheimnis“, all diese Namen kommen mit ins Spiel.

Warum findet sich diese Pflanze in so vielen Religionen, in so vielen Geschichten wieder und wird als heiliges Sakrament betrachtet? Steckt vielleicht mehr hinter dieser Pflanze, als uns erzählt wurde? Es gibt unzählige Arten, diese wunderbare Pflanze in der Geburtshilfe zu nutzen. Viele Weiber wissen nicht, dass man die Blätter essen, sie auspressen, Brei draus machen kann oder Salat. Man kann auch die proteinreichen Samen essen, sie enthalten viel essenzielle Fettsäuren. Als Viehfutter ist diese Pflanze ein Segen für Ziegen, Hühner, Rinder und Pferde.

Vieles kann aus Cannabis hergestellt werden. Plastik, Papier, Seile; die besten Qualitätsmaterialien stammen aus Hanf. Es gibt Jeansstoff weich wie Seide. Alles Mögliche kann aus dieser Pflanze hergestellt werden. Halb Kairo ist aus Cannabis erbaut, man nimmt das Werk, vermischt es mit Kalk und dann versteinert es. Welche andere Pflanze würde versteinern und es möglich machen ein Haus aus ihr zu bauen. Das alles kann diese Pflanze. Sie ist eine unglaubliche Pflanze … Innerhalb von drei Monaten ist sie ausgewachsen, dann kann sie geerntet und verwendet werden. Und anstatt unsere Wälder abzuholzen, die Landschaften zu zerstören und alles Weitere, was wir eben so tun, sollten wir lernen dieser Pflanze mit Ehrfurcht zu begegnen.

Aus irgendwelchen Gründen wird diese äußerst nützliche Pflanze auf der kulturellen Ebene gemieden, auf Bundesebene illegalisiert und auf der industriellen gefürchtet. Cannabis ist verboten, weil es einen Großteil der rentablen Pharmafirmen und Industriefirmen auf diesem Planeten zerstören würde, die schlimmerweise auch noch die größten Umweltzerstörer und Verschmutzer sind. Ich kann verstehen, warum das eine Bedrohung für so viele Wirtschaftszweige ist. Es existiert eine Pflanze, die so viele unserer Umweltprobleme lösen würde. Und hinzukommt, sie ist so unkompliziert. Ich kenne keine andere Pflanze, die dazu fähig wäre.

Seit vielen Generationen wird über die Vorteile von Hanf diskutiert, ohne dass zwingende wissenschaftliche Nachweise gefordert wurden. In der heutigen Zeit, in der einige Länder ihre Beschränkungen im Hinblick auf Cannabis gelockert haben, werden nun vermehrt wissenschaftliche Daten gesammelt und veröffentlicht. Diese Daten stammen aus verschiedenen Forschungsstudien, die in akademischen Zeitschriften, Gesundheitsorganisationen und anderen wissenschaftlichen Plattformen präsentiert werden.

Es werden viele Heilungsversuche überprüft und mit Daten untermauert. Viele Patienten weltweit werden mit dieser Medizin behandelt. Patienten mit chronischen Schmerzen, Krebs, Parkinson, Herz-Kreislauferkrankungen, Allergien, Autoimmunerkrankungen und so weiter.

Diese Erkrankungen zeigen sich oft, wenn die Ernährung unzureichend ist, bei übertriebenen Impfungen und einer ausgeglichenen Darmflora. Es wurden aber bei der Behandlung vieler dieser Symptome mit in Cannabis gefundenen Wirkstoffen große Fortschritte erzielt. Es befinden sich über 400 verschiedene chemische Stoffe in einer Cannabispflanze, in dem ungefähr 85 bis 100 Cannabinoide sind. Wie THC und Cabiol, CBD, und als Krönung gibt es noch ein paar hundert verschiedene Terpene. Terpene modifizieren die Wirkung der Cannabinoide der Pflanze und dann gibt es noch die Flavonoide ... wir sprechen hier also von über 400 Wirkstoffen, die gewissermaßen alle zusammenarbeiten, um die Wirkung zu erzielen, die man sucht. Wie bei allen psychoaktiven Pflanzen verändern die chemischen Merkmale die jeweiligen Wirkungen und Gefühle, indem sie ein alle Bestandteile integrierten symphonischen Effekt auslösen. Das THC Molekül, das man in allen Cannabissorten findet, hat generell immer dieselben körperlich und geistigen Auswirkungen. Dass also Cannabis sich bei allen unterschiedlich auswirkt, hat mit den Terpenen zu tun. Und diese biochemische Symphonie ist auch für die unzählig nutzbringenden Anwendungen verantwortlich, die bei klinischen Forschungen entdeckt werden. Die tiefgreifendste Konsequenz, die über Cannabis gesagt werden kann, ist seine Fähigkeit, auf so viele verschiedene Krankheiten einzuwirken. Was eindeutig mit der Tatsache zu tun hat, dass wir über ein endocannabinoides, menschliches System verfügen. Wir produzieren unser eigenes Cannabinoid. Tiere produzieren Cannabinoide seit 600 Millionen Jahren und die Pflanze gibt es erst seit 25 Millionen Jahren. Das Endocannabinoidsystem unseres Körpers enthält spezifische Rezeptoren im Säugergehirn und innerhalb des Nervensystems, die es den Menschen nicht nur ermöglichen psychoaktive Wirkungen zu genießen, sondern auch die Homöostase und das Immunsystem gesund zu erhalten. Eines der spürbaren Merkmale dieser Wirkung ist das verstärkte Hungergefühl nach der Einnahme von Cannabis.

Warum macht uns Gras hungrig? Warum bekommt man eine Fressattacke nach der Einnahme von Cannabis? Das liegt daran, dass wir einen chemischen Mechanismus in uns haben, der uns am Leben erhält und sagt: „He Mann, deine Nährstoffe sinken gerade ab … und wenn du die Maschine am Laufen halten willst, tank sie auf." Je mehr man die interne chemische Botschaft ignoriert, desto mehr steigt der chemische Schmerz an und zwingt einen zum Essen.

Das ist es, was Hunger haben bedeutet. Und das hält uns am Leben, ein Mechanismus des natürlichen Gleichgewichts. Und für dieses Gleichgewicht sorgen die Cannabinoide. Der größte Anteil von Cannabinoiden befindet sich in der Muttermilch. Denn mit ihr werden die sich bildenden Lebensbausteine des Kindes genährt und sie halten auch alle unserer Rezeptoren im Gleichgewicht, unseren elektronischen Mechanismus. In der Schule wurde uns immer erzählt, dass Cannabis Gehirnzellen abtötet. Nun, das Gegenteil ist der Fall. Cannabinoide sind ein neurologisches Schutzmittel. Die Cannabispflanzen sind das, was wir ein Adaptogen nennen. Eine adaptogene Pflanze verfügt über Stoffe, die versuchen ein Gleichgewicht im Körper zu etablieren. Es ist also eine Kräutermedizin und eine pflanzliche Medizin, die tatsächlich dieselbe chemische Struktur aufweist wie unsere körpereigenen Cannabinoide. Sie versuchen alles im Einklang zu halten. Cannabinoide bewegen sich im Rückwärtsgang. Sie gehen rückwärts durch die Synapsen und dadurch, dass sie rückwärts durch die Synapsen gehen, erreichen sie es, das Hypersystem zu verlangsamen und das Hyposystem zu beschleunigen und stellen auf diese Art ein Gleichgewicht her.

Das Wunderbare an diesem adaptogenen Kraut ist seine Intelligenz. Es bringt die biologischen Prozesse wieder ins Gleichgewicht. Es hat die Fähigkeit, auf seine Umgebung zu hören und zu antworten. Es bringt dadurch Balance und Wachstum zurück. Durch unser endocannabinoides System sind wir auf Hören und Antworten geeicht, das heißt, wir und die Cannabinoide verfügen über eine antike symbiotische Sprache. Und die Tatsache, dass ein Baum mit heilenden Eigenschaften in seiner tiefen Struktur in einem Jahr zu seiner vollen Größe auswächst, ist wirklich bemerkenswert. Sogar im Reich der Pflanzen. Auch wenn Cannabis kein klassisches Psychedelika ist, das mit Serotonin 2A Rezeptoren arbeitet, sind es doch die Blüten des Baumes, welche den Geist auf so unterschiedlichste Weise verbiegen können.

Wenn man die richtige Zusammensetzung im richtigen Ambiente und mit den richtigen Vorgaben benutzt, dann kann Cannabis die Geburtshilfe revolutionieren. Cannabis gibt die Möglichkeit, bestimmte Fähigkeiten zu entwickeln und zu stärken. Wie die Steuerung des Nervensystems erhöhte Aufmerksamkeit in erdrückenden Situationen und die Fähigkeit, mit starken Emotionen und Erlebnissen umzugehen. Es steuert das Schmerzempfinden und entspannt die Muskelrezeptoren. Daneben fördert es die Milchbildung und ist wundheilend. Und diese Fähigkeiten können dann auf alle anderen Bereiche des Wochenbetts und Babyzeit übertragen werden. Cannabis ist eine Brücke hin zu anderen pflanzlichen Heilkräutern und gleichzeitig seine eigene heilige Substanz. Eine heilige Medizin, die schonend für den weiblichen Körper ist, die Dauer eines Niederkunftserlebnisses überschaubar macht und beruhigende Wirkungen aufweist. Cannabis können Weiber damit häufiger einnehmen als viele andere pharmazeutische Medikamente. Die Tatsache, dass Cannabis viele unterschiedliche Effekte aufweist rund um Schwangerschaft, Niederkunft und Wochenbett, je nach Geisteshaltung und den äußeren Bedingungen, zeigt eine Vielseitigkeit, die bei allen anderen geburtsbehilflichen Schmerzmitteln völlig untypisch ist. Cannabis kann geburtliche Effekte, Wehenschmerz, Angst, Spannung oder erhöhte Wachsamkeit lindern.

Gelernte Atemtechniken oder Tanz, Yoga und eine gesunde Ernährung unterstützen die körpereigenen Cannabinoide, mit dem Cannabis in Balance zu kommen und unerwünschte Nebenwirkungen, wie versteckte Traumata, zum Vorschein kommen zu lassen.

Was schwangere Weiber wissen sollten

Über die Niederkunft und die Entbindung

Niederkunft ist ein Begriff, mit dem ich persönlich etwas Positives verbinde. Mit Entbindung assoziiere ich im Gegensatz dazu wenig Positives. Selbst bei Wikipedia wird der Begriff Geburt = Entbindung = Entbindung von Mutter und Kind mit einer Geburt gleichgestellt. Eine Entbindung hat sehr wenig mit einer Geburt zu tun, denn eine Entbindung ist immer das Ende einer Bindung, aber eine Mutter ist ein Leben lang verbunden mit ihrem Kind. Selbst im Erwachsenenalter wirkt die unsichtbare Nabelschnur, die Familien in Verbundenheit leben lässt.

Dieses Buch definiert das Geborenwerden als ganzheitliches Rezept, ein gesundes Leben, von dem die Kinder und auch die gesamte Familie profitieren. Eine Niederkunft unterliegt den Naturgesetzen, sie lässt das Leben beginnen. Die Natur hat ein Gesetz – das Gesetz des Niederkommens aus den Sternen. Intuitiv und frei von Angst hat die Natur seit Jahrtausenden Weiber ihre Kinder intuitiv niederkommen lassen. Verankert durch die Ahnenlinie, verbunden durch das weibliche Wesen, durch unser Blut und unsere Knochen – gebären wir Weiber dieser Erde die tanzenden Sterne.

Die natürliche Niederkunft

So wie schon milliardenfach über tausende von Jahren erwiesen, zeichnet sich eine natürliche Niederkunft dadurch aus, dass sie ohne äußeres Eingreifen verläuft. Allerdings bedeutet sie noch viel mehr. Natürlich ist, wenn du dich als Mutter in Verbundenheit mit deinem Baby auf die Geburt einstimmst. Wenn du dich in dich zurückziehen kannst, um mit deinem Körper und deinem Baby zu kommunizieren, und du intuitiv den Impulsen, die dein Körper und dein Baby dir vorgeben, folgen kannst. Wenn ihr euch in eurem eigenen Rhythmus auf die Wehen und Ruhepausen einlassen könnt. Wenn ihr euch von eurem körpereigenen Hormoncocktail leiten lasst und die Geburt in einen fließenden Prozess verwandelt, von den Eröffnungswehen bis hin zum ersten Bonding. In eurem Tempo, ohne Druck, in völliger Selbstbestimmtheit, der eigenen Intuition und Weisheit folgend.

Die Ent-Bindung

Lt. offizieller Lexika wie z. B. Wikipedia ist eine Entbindung die Entbindung von Mutter und Kind, also der Vorgang der Austreibung des Kindes aus dem Mutterleib am Ende einer Schwangerschaft. Sie beginnt bereits damit, dass die Verantwortung während der Schwangerschaft an medizinisches Fachpersonal abgegeben wird und der eigenen Intuition, dem eigenen Körper und dem Austausch mit dem Baby kein Vertrauen mehr geschenkt wird. Weiter geht es damit, dass in das natürliche Niederkommen bewusst eingegriffen wird, und sei es nur durch das hektische und störende Treiben des medizinischen Fachpersonals oder durch eine Schmerzmittelgabe. Die Entbindung ist ein Prozess, der sich in der heutigen Gesellschaft auch über Kita, Kindergärten und die Schule fortsetzt. Ich kann daher sagen: Die Entbindung deines Babys ist ein manipulierender Prozess, der dir eine scheinbare Sicherheit bietet und der deiner Intuition und deiner weiblichen Kraft und Stärke den Raum nimmt, eine individuelle Entwicklung für dich und dein Kind zu nehmen. Die Ent-Bindung beginnt schon vor der Geburt und wird durch weitere gesellschaftliche Erwartungen und Vorgaben im Laufe des Lebens eines Kindes vorangetrieben.

Wir leben in einer Zeit, wo es wichtiger wird als jemals zuvor, Vertrauen in die Heilkräfte der Natur zu gewinnen. Viele Weiber haben das Vertrauen in die Geburtshilfe verloren. Deswegen greifen viele von ihnen, spätestens wenn sie einen positiven Schwangerschaftstest in den Händen halten, wieder zu den altbewährten Heilmitteln. Nicht umsonst werden in vielen Kräuterläden Tees für Schwangere angeboten.

In jedem Fall muss ich aber erwähnen, dass Hanf in der Schwangerschaft keine Universallösung ist. Du solltest Hanf viel mehr individuell mit anderen Vitalstoffen, Vitaminen und Tees kombinieren, die exakt auf dich zugeschnitten sind.

In der Vergangenheit wurden Cannabis und Hanf dazu verwendet, um auf natürliche Weise Wehen zu induzieren oder Blutungen zu stoppen, Schmerzen zu lindern oder den Prozess der Laktation zu starten.

Es gibt dafür keine Beweise, Studien oder Wissenschaften. All mein Wissen ist eigenverantwortlich gesammelt und niedergeschrieben worden. Nein, ich kann dir keine Beweise oder evidenzbasierten Bereiche liefern!

Es wird angenommen, dass Cannabis sowohl einen signifikanten Einfluss auf die Kontraktionen als auch einen hormonellen Einfluss hat. Es kann auch eine neue Perspektive auf Schwangerschaft, Niederkunft und Empfängnis geben.
Vieles, das während der Niederkunft passiert, hat mit Instinkten zu tun und geschieht weit unterhalb der Ebene des bewussten Geistes. Cannabis kann einem Weib helfen, ihr Vertrauen in den Geburtsvorgang zu stärken und den Prozess nicht immer und immer wieder angstvoll zu überdenken.

Unzählige Weiber haben diese Mittel über Jahrtausende hinweg eingenommen, ohne dass eine Beeinträchtigung der allgemeinen gesellschaftlichen Gesundheit erkennbar war. Es ist jedoch wahrscheinlich, dass Cannabis tatsächlich sicherer ist als mehrere pflanzliche Heilmittel und auch als viele derzeit weltweit verwendete Medikamente gegen Übelkeit.

4. Niederkunft und Bindung

4.1. Was ist Bindung?

Babys brauchen verlässliche und vertrauensvolle Beziehungen, um Bindung überhaupt erst aufzubauen. Sie gibt ihnen die Sicherheit, die Babys brauchen, um physisch und psychisch gesund und glücklich zu wachsen.

Die Bindung kannst du dir wie ein „emotionales Band" zwischen zwei Menschen vorstellen, welches wir besonders ausgeprägt zwischen Eltern und ihren Kindern wiederfinden. Es dient hauptsächlich dem Schutz und der Sicherheit eines abhängigen Kleinkindes in der Beziehung zu seiner Mutter oder zu seinem Vater bzw. anderer Menschen in seinem nahen Umfeld. Bindung ist daher für Babys überlebenswichtig und die Grundvoraussetzung für eine gesunde, natürliche Entwicklung der Physis und Psyche. Aber nicht nur für Babys ist die Bindung essentiell. Jeder Mensch sollte als soziales Wesen gute Bindungen mit anderen Menschen suchen. Das macht nicht nur glücklich, sondern bewirkt, dass im Gehirn positive Botenstoffe wie z. B. Oxytocin ausgeschüttet werden.

Um Bindung und ihren maßgeblichen Einfluss auf dein gesamtes Leben und damit auf das Leben deiner Familie zu verstehen, ist es zunächst wichtig, die Notwendigkeit von Bindung wahrzunehmen und sie schätzen zu lernen. In der Bindung verbirgt sich das intensive Bedürfnis eines jeden Menschen nach Kreativität, Freiheit und Selbstständigkeit. Zugleich ist die Bindung der Grundstein dafür. Sie ist damit so etwas wie ein Wachstumsbeschleuniger für das Gehirn eines Kindes. Denn wenn es die Verlässlichkeit eines verbundenen Menschen spürt, kann es sich bezüglich seiner Versorgung völlig entspannen und sich stattdessen frei auf Expeditionen in neue Gefilde begeben.

4.2. Was uns die Geschichte lehrt

Unsere Gesellschaft hat in den letzten Jahrhunderten durch unzählige Entwicklungen in vielen Bereichen unseres Lebens enorm viel an Annehmlichkeiten gewonnen, die unser Leben im Allgemeinen sehr viel komfortabler gestalten. Schauen wir aber einmal genauer hin, so erkennen wir, dass wir viele dieser Annehmlichkeiten gegen die eigene Selbstständigkeit und Selbstbestimmtheit getauscht und uns damit in eine vielschichtige Abhängigkeit begeben haben.

Während der gesamten Geschichte der Menschheit haben es die Menschen zum Beispiel geschafft, sich selbst mit Nahrung zu versorgen. Um ihren Bedarf an Lebensmitteln zu decken, haben sie entweder Fischerei, Jagd oder Landwirtschaft betrieben. Heutzutage, im Zeitalter der industriellen Lebensmittelproduktion, ist Gartenarbeiten oft nur mehr ein Hobby. Wer seine Lebensmittel im Supermarkt kauft, gibt jedoch einen sehr großen Teil seiner Selbstbestimmtheit auf. Du weißt nicht genau, woher dein Obst und Gemüse kommen und wie jene angebaut wurden. Mit Sicherheit kannst nicht ausschließen, dass Pestizide oder chemische Dünger eingesetzt wurden. Produkte aus dem Supermarkt müssen oft schon geerntet werden, bevor sie überhaupt reif sind. Dadurch haben diese auch oftmals viel weniger Vitalstoffe ausgebildet und sind weniger gesund. Außerdem tun sich Kinder so schwerer mit dem richtigen Umgang mit Lebensmitteln und damit, ein Bewusstsein für gesunde Ernährung zu entwickeln.

Natürlich ist das vielen bekannt und die meisten haben weder die Zeit noch den Raum, um reine Selbstversorger zu sein. Aber wir haben auch in vielen anderen Bereichen unseres Lebens Abstand zu einst natürlichen und völlig selbstverständlichen, aber mittlerweile unliebsamen Tätigkeiten oder Ereignissen gewonnen, ohne deren Sinn und Einfluss auf unser Leben wirklich verstanden zu haben.

Die Niederkunft, oder mittlerweile auch üblicherweise „Ent-bindung“ genannt, ist da wohl eines der bedeutendsten Ereignisse unserer Zeit, bei der werdende Eltern immer öfter ihre Verantwortung abgeben und in die Hände der standardisierten Prozesse von Krankenhäusern und Geburtskliniken legen, damit aber gleichzeitig ihre Selbstständigkeit und Selbstbestimmtheit verlieren, ohne es zu merken.

4.2.1. Eine kleine Erzählung

Um zu veranschaulichen, wie sehr wir uns von der Natur entfernt haben und die Notwendigkeit der modernen Medizin als Voraussetzung für das natürlichste der Welt betrachten, soll die folgende kleine Geschichte dienen:

KATZENFABEL

Da sich Katzen zum Gebären immer in ein ruhiges und einsames Versteck zurückziehen, weiß man sehr wenige Details über Katzengeburten.

So kam es, dass sich eine Gruppe von gut gemeinten Wissenschaftlern vorgenommen hat, das Gebärverhalten von Katzen zu untersuchen.

Sie haben angefangen, Katzen beim Gebären zu beobachten im hell erleuchteten, lauten, modernen Labor. Sie schlossen sie an viele Monitore und Sonden an, umgaben sie mit fremden Technikern, die ständig rein- und rausgingen, um alles zu dokumentieren.

Die Studien an den gebärenden Katzen in den hell erleuchteten Kabinen gingen über viele Jahre. Es zeigte sich, dass die Geburtsarbeit unkoordiniert wurde, länger dauerte oder mittendrin aufhörte. Die Katzen waren zunehmend gestresst, ihr Stöhnen und ihre Schreie waren schrecklich. Die Jungen hatten Sauerstoffnot, kamen deprimiert zur Welt und brauchten Reanimation. Da kamen die Wissenschaftler zum Schluss: Es scheint, als könnten Katzen grundsätzlich nicht gut gebären.
Sie erfanden Maschinen, um das Gebären zu verbessern und den Sauerstoffgehalt im Blut der Jungen zu überwachen, sie erfanden Schmerzmittel und Tranquilizer, Wehenmittel und Wehenhemmer und führten Notfalloperationen durch.

In wissenschaftlichen Papieren berichteten die Wissenschaftler über die Schwierigkeiten der Katzen beim Gebären und gleichzeitig über ihre eigene hochentwickelte, effiziente Geburtstechnologie. Die Medien streuten diese Erkenntnis und bald brachten alle ihre Katzen zum Gebären ins Labor. Denn das müsse für die Katzen ja schließlich der der sicherste Platz zum Gebären sein.

Jahre gingen ins Land, die Arbeit der Labors nahm zu, immer neues Personal wurde eingestellt, langsam wurden die Ersten alt und gingen in den Ruhestand. Leider wusste die zweite Generation nichts mehr vom ursprünglichen Experiment. Sie wussten nicht einmal, dass das Ganze ein Versuch war. Sie hatten noch nie erlebt, wie Katzen an einem einsamen, ruhigen Platz ihre Jungen gebären – wieso auch, was für eine gefährliche Idee! Sie waren absolut überzeugt, dass Katzen ohne die Hilfe von viel Technologie nicht gebären können. Sie dachten an die vielen wissenschaftlichen Ergebnisse, die sie in den letzten Jahren gesammelt hatten, und waren sehr zufrieden mit sich selbst, ihrer klugen und guten Arbeit und den vielen Katzen und Jungen, die sie gerettet haben.

Verfasser unbekannt

4.2.2. Aber was haben denn Katzen mit Bindung zwischen dir und deinem Baby zu tun?

Das moderne Vorgehen mit Untersuchungen und allen möglichen Details über die aktuellen Werte deines Babys und die Berücksichtigung sämtlicher Eventualitäten und Präventionen gegen alle möglichen Krankheiten scheint fortschrittlich und verlockend für jede Mutter, ihr Baby in höchstmöglicher Sicherheit und bester Betreuung zur Welt zu bringen. Und das Ganze am besten ganz ohne Schmerzen und Anstrengungen oder viel Zeitaufwand bei möglichst hoher Planungssicherheit.

Aber die Erfahrung zeigt, dass dieses blinde Vertrauen in die medizinische Expertise Stück für Stück dein eigenes Körpergefühl verdrängt und dich auch das Vertrauen in dich selbst und das Leben vergessen lässt. Verlierst du als Mutter dieses grundlegende Körpergefühl, verlierst du aber auch mehr und mehr die Verbindung zu deinem Baby und machst es ihm immer schwerer sich mit dir auszutauschen bzw. mit dir zu kommunizieren.

Babys können durch die sich entwickelnden Sinne im Laufe der Schwangerschaft aktiv und willkürlich eine Bindung eingehen, auf die Stimmungen der Umgebung reagieren und Lernprozesse durchlaufen. Unwillkürlich geht das Baby in eine Abstimmung mit dir und lernt kommunikative Phänomene. Babys senden absichtlich Signale aus, um zu schauen, was ihnen erwidert wird. Das Kind hat so die Fähigkeit, sich auf ein wechselseitiges Spiel mit dir einzulassen, welches vor allem bei der Niederkunft eine wichtige Rolle spielt.

Denn dein Baby managt die Niederkunft mit. Und im Grunde nicht nur das, es leitet sie vielmehr an. Dein Baby sagt dir, in welche Positionen du dich begeben solltest, es stößt sich im Bauch mit den Füßchen an den Rippenbögen ab, um sich weiter herauszubewegen. Es erlebt die gesamte Niederkunft aktiv und bewusst mit und stimmt sich dabei fortlaufend mit dir ab.

Die Niederkunft ist die zweite Meisterschaft von dir und deinem Kind, die ihr gemeinsam erreichen müsst – zehn Monate nach der Entstehung einer neuen Zelle durch die Verbindung von Sperma und Ovula.

4.2.3. Vorteile einer natürlichen Niederkunft

Eine natürliche Niederkunft hat viele Vorteile. Dadurch, dass du zum Beispiel auf die Gabe von Schmerzmitteln verzichtest, kannst du dich bei vollem Bewusstsein und mit klarem Verstand auf deinen Körper und dein Baby konzentrieren. Du nimmst ganz von selbst die Gebärposition ein, die für dich am angenehmsten ist und es deinem Baby erleichtert, seinen Weg zu finden. Mit einem betäubten Unterleib, wie es bei einer PDA (= peridual Anästhesie) der Fall ist, zieht es deshalb weitere Interventionskaskaden nach sich.

Dadurch, dass die Wehen natürlich ausgelöst werden und du nicht an einem Wehentropf hängst, kann dein Körper seinen eigenen natürlichen Hormoncocktail bilden. Der synthetisch hergestellte Wehencocktail enthält zum Beispiel synthetisches Oxytocin. Dieses synthetische Oxytocin blockiert dein eigenes Oxytocin, seine Wirkung verfliegt aber innerhalb von wenigen Stunden. Mit Hilfe deines natürlichen und ungestörten Hormonhaushalts gebärst du schmerzfreier und entspannter und auch dein Kind wird sanft und entspannt zur Welt kommen.

Durch deinen natürlichen und individuellen Geburtsablauf in enger Abstimmung mit deinem Baby beugst du Komplikationen und Geburtsverletzungen vor. Weil auch dein Baby wach und bei Sinnen ist, kann es sich aktiv an der Niederkunft beteiligen und alle Eindrücke und Reize bewusst aufnehmen und verarbeiten.

Das beugt nicht nur Geburtstraumata vor, sondern hat auch eine positive Wirkung auf das Stillverhalten deines Babys. Durch deine natürliche Oxytocin-Ausschüttung wird auch bei dir die Milchbildung angeregt und dem ersten Stillen nach der Niederkunft steht nichts mehr im Wege. Ein emotionaler harmonischer Start für Mama und Baby – die ersten Minuten nach der Geburt gehören nur dir und deinem Baby.
Beim anschließenden sogenannten „Bonding“ geht es in erster Linie um den intensiven Kontakt zwischen Mutter und Kind. Die ersten gemeinsamen Momente zwischen Mama und Baby können maßgeblichen Einfluss auf die weitere Entwicklung des Babys haben. „Bonding“ ist wichtig für den Aufbau der emotionalen Bindung und legt den Grundstein für das kindliche Urvertrauen. Ein Baby voller natürlichem Vertrauen zu seiner Umwelt ist ein zufriedenes und glückliches Baby. Es schreit viel weniger und das wiederum

wirkt sich nicht nur positiv auf deine Erholung im Wochenbett aus, sondern sorgt auch für weniger Stress in der Familie.

Das ist die Basis für eine starke Eltern-Kind-Bindung. Die Bindung nimmt somit ganz von selbst einen hohen Stellenwert innerhalb der Familie ein, man kuschelt häufig und ist viel gelassener und ruhiger. Eltern mit einer soliden und dauerhaften Bindung zu ihren Kindern kümmern sich mehr um sie und ihre Kinder später auch um die eigenen Kinder.

4.2.4. Wunderhormon Oxytocin

Ein wichtiger Baustein bei der Entstehung von Bindung ist das sensible Hormon Oxytocin, ein Eiweißmolekül. Es wird im Hypothalamus produziert, bei der Ausschüttung in den Blutkreislauf freigesetzt und erreicht viele Teile des Gehirns und des Rückenmarks. Ursprünglich hatte man es ausschließlich mit dem Einfluss auf den Uterus und die Milchgänge, also mit dem Gebären und dem Stillen, in Verbindung gebracht. Darum ist es auch bekannt als „das Stillhormon".

Neben der Tatsache, dass Oxytocin schon allein deshalb eines der wichtigsten Hormone im Leben eines Kindes ist, weiß man heute, dass es einen weitreichenden Einfluss auf unser Bindungsverhalten und unsere Psyche hat. Auch noch, wenn wir bereits erwachsen sind! Schon wenn ein Mensch gezeugt wird, sorgt es dafür, dass sich die Partner beim Liebesspiel und beim Höhepunkt miteinander verbunden fühlen. Es wird immer dann ausgeschüttet, wenn wir uns berührt fühlen, körperliche Nähe zu anderen haben oder Situationen erleben, die uns „unter die Haut gehen“. Oxytocin wird deshalb häufig auch als „Kuschelhormon“ bezeichnet. Es ist aber weitaus mehr als das.

Es ist essentiell für das Entstehen von Vertrauen und den Aufbau von Bindung in sozialen Beziehungen. Es reduziert Angst- und, Stressempfinden und dämpft Aggressionen. Man findet Oxytocin-Rezeptoren überall in unserem Körper und in unseren Organen. Es senkt den Blutdruck und den Puls. Darüber hinaus erhöht es die Glykogenbildung der Leber, verstärkt die Gallenblasenentleerung und erhöht die Schmerzschwelle. Es verstärkt die soziale Aktivität und die Bindungsbereitschaft, besonders durch den Einfluss auf unser Gehirn.

So ist bei einem Mangel von Oxytocin mit einer Vielzahl an Folgen zu rechnen wie z. B. innerer Unruhe, Stress, Nervosität, Schlafstörungen, und auch sozialer Unfähigkeit. Außerdem mit Verdauungsproblemen (Leber und Galle) sowie Appetitstörungen und damit Einfluss auf Fett- oder Magersucht. Auch auffälliges Verhalten, Konfliktbereitschaft, Aufmerksamkeitsdefizit, Herrschsucht und Beziehungsstörungen sind mögliche Folgen.

Der Oxytocin Baum

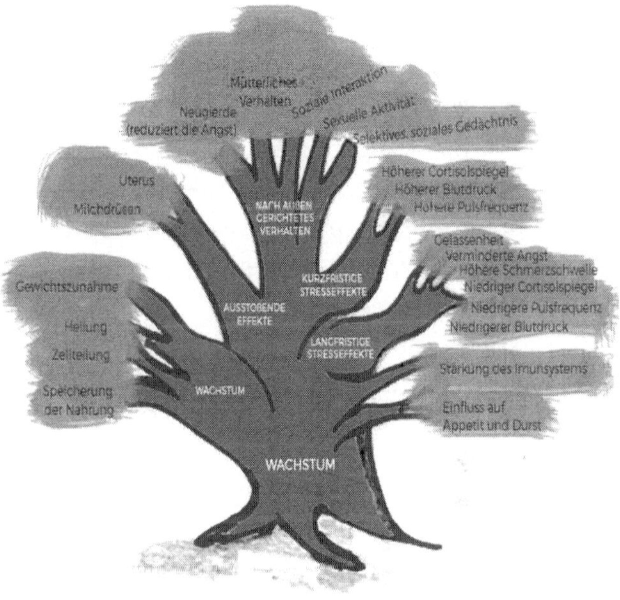

4.3. Bindungsverhalten von Babys

Gehen wir noch einmal an den Anfang zurück: Der Fötus, der in deinem Uterus heranwächst und sich entwickelt, befindet sich noch in Freiheit. Er bewegt sich im Element des Wassers und wird mit allem versorgt, was er benötigt, bis er nach zehn Monaten eine Größe erreicht hat, die es ihm unmöglich macht, in deinem Körper weiterzuleben. Er wird niederkommen. Für dein Baby findet hier ein großer Wechsel vom Element Wasser zum Element Luft statt, um letztlich im Element Erde anzukommen.

Die Bindung, die zwischen Mutter und Kind nach der Niederkunft fortbesteht, ist universal und einzigartig. Natürlicherweise erwartet das Kind, dass seine Bedürfnisse weiterhin erfüllt werden. Noch befindet es sich in einer Hilflosigkeit und Abhängigkeit. Doch wie kann gewährleistet werden, dass ein neuer Mensch in Freiheit aufwachsen kann? Denn nur dann hat er die Möglichkeit, sich auf allen Ebenen gesund zu entwickeln und sein Wissen sowie seine angeborenen Fähigkeiten zu leben. Der neue Mensch ist zwar zunächst auf Unterstützung angewiesen, insbesondere durch die Mutter, kommt jedoch mit einem eigenen, besonderen Wissen auf die Welt. Ein Wissen, das Gehör verdient.

Die gemeinsame natürliche Niederkunft und das darauffolgende Stillen sind von elementarer Bedeutung für die Herzensbindung und ein tiefes Gefühl von Versorgung – in vielerlei Hinsicht. Die Erfahrung bedingungsloser Liebe wird möglich. Sie findet durch körperliche Berührungen und das Stillen einen Ausdruck. Das Kind vermittelt der Mutter, was es braucht. Der Rhythmus wird dabei zunächst vom Kind bestimmt. Die Mutter schenkt sich dem kleinen Wesen und geht auf all seine Bedürfnisse ein.

Aber ein neugeborenes Kind braucht Zeit und Nähe, um seinen eigenen Rhythmus zu entwikkeln. Dies tut es insbesondere durch freie Bewegung, so wie es alle Neugeborenen durchlaufen. Vom zellulären Atmen bis hin zum kontralateralen Krabbeln und schließlich zum Gehen, ohne dass ein anderer Mensch interveniert. Dabei können viele Misserfolge stattfinden, die letztendlich zum Erfolg führen, indem Kinder immer wieder probieren. Und das tun sie von alleine, wenn die Erwachsenen sie wirklich lassen.

Es ist die Aufgabe der Eltern, diesen Raum zu gewähren. Ein Kind braucht neben dem „Getragen-Werden" einen gesunden Raum zur freien Bewegung. Erst wird es seinen eigenen Körper entdecken, seine körperlichen Grenzen und schlussendlich auch den Raum um sich herum. Dabei spielt der Rhythmus des Gehens eine wichtige Rolle.

Ein Kind, das von einem Elternteil getragen wird, kann einen anderen Rhythmus erleben. Einen natürlichen Rhythmus, der beim Gehen oder Laufen entsteht. Kinderwagen, Fahrräder und Autos dienen dabei mehr dem Komfort der Erwachsenen – und nicht dem der Kinder. Auch ein Laufrad kann das Kind von seinem Rhythmus des Gehens entfernen und stellt mitunter vielmehr die Ungeduld der Eltern dar. Ein Kind, das schon gehen kann, erkundet seine Umgebung und findet ständig etwas, was es zu entdecken gibt.

Von Natur aus ist ein Baby mit bestimmten Verhaltensweisen ausgestattet, durch die es die Nähe zu Mutter, Vater oder anderen Bezugspersonen sichern kann.

Weinen, Rufen, Anklammern, Nachfolgen oder Nähesuchen gehören zum typischen Bindungsverhalten. In bedrohlichen oder unbekannten Situationen will dein Baby hierdurch Nähe zu dir herstellen. Als Eltern versteht ihr diese Signale eures Kindes meist und „beantwortet" sie richtig: Ihr wendet euch eurem Baby zu, tröstet es, nehmt es auf den Arm, beruhigt es.

Wie sicher sich ein Baby in der Bindung zu Mutter und Vater fühlt, hängt vor allem von den „Bindungserfahrungen" ab: Je mehr dein Kind erfährt, dass es sich auf deine Nähe und Fürsorge verlassen kann, umso sicherer fühlt es sich in der Beziehung zu euch.

4.4. So kannst du eine sichere Bindung fördern

Wie dir nun sicherlich klar ist, kannst du schon direkt während der Geburt (im Kreißsaal) und im Wochenbett (auf der Wochenbettstation) viel für die Bindung zu deinem Baby tun.

Dazu gehören:

- eine natürliche, interventionsfreie Niederkunft,
- sofortiger Hautkontakt und Bonding,
- Stillen,
- intensiver Augenkontakt,
- mit dem Baby sprechen und ihm vorsingen,
- im selben Raum schlafen,
- eine Babymassage,
- auf Weinen / Schreien des Babys reagieren,
- ganz viel kuscheln.

Generell gilt für die Eltern:

- Nimm dein Kind viel in den Arm, die Bindung baut sich über Körperkontakt auf.
- Kuschele mit ihm Bauch an Bauch, am besten Haut an Haut; ihr könnt auch zusammen ein Bad nehmen.

- Trage dein Baby im Tragetuch oder in der Babytrage.
- Sei aufmerksam gegenüber deinem Baby; gehe auf seine Fürsorge- und Bindungsbedürfnisse ein.
- Reagiere sofort und tröste dein Baby geduldig, wenn es schreit.
- Richte dich nach deinem Kind, wann und wie viel Kontakt es mit dir haben möchte: heb es auf, wenn es auf deinen Arm möchte und mit dir schmusen will; setze es wieder ab, wenn es dir zeigt, dass es genug hat.
- Zeige deine Freude, wenn sich dein Baby offensichtlich für dich oder die Dinge in seiner Umgebung interessiert, und unterstütze seine Neugier.
- Nimm dir genügend Zeit für dein Baby, vor allem bei der Pflege und beim Stillen oder Füttern; nutze diese Gelegenheiten, um mit deinem Baby zu sprechen, indem du ihm zum Beispiel erzählst, was du gerade tust.
- Wichtig ist ebenso die Sprache, die du deinem Kind gegenüber benutzt.
- Es gibt eine Sprache des Herzens, die aufnimmt und reflektiert, wie es deinem Baby geht. Zum Beispiel: „Oh je, ich sehe, du hast Hunger. Du reißt dein Mündchen auf und ich bin dir nicht schnell genug. Das

gefällt dir nicht." Dein Baby fühlt sich dadurch wahrgenommen und verbunden.

- Wenn wir rational sprechen, also nicht emotional verbunden, dann reden wir so: „Du brauchst jetzt noch nichts zu essen, so schlimm ist das gar nicht. Nachher hast du mehr Hunger und dann trinkst du auch besser. Alles ist gut, du musst doch nicht weinen." Dadurch fühlt sich dein Baby nicht verstanden und unverbunden.
- Wenn du gestresst bist, dann spüre in dich hinein, wo in deinem Körper der Stress sitzt. Nachdem du den Ort gespürt hast, lege eine Hand dorthin und atme bewusst in die Körperstelle hinein, bis sich Entspannung in deinem Körper ausbreitet. Erst, wenn deine Herzensverbindung zu dir selbst wiederhergestellt ist, kannst du dich wieder liebevoll deinem Baby zuwenden.
- Sei präsent und authentisch mit dir und deinem Baby.

4.4.1. Die positiven Folgen von Bindung

Kinder, die mit einer starken Bindung zu ihren Eltern (oder anderen direkten Bezugspersonen) aufwachsen, bekommen einen bunten Strauß an positiven Eigenschaften und Fähigkeiten in die Wiege gelegt, welche wichtige Elemente für ein erfolgreiches und glückliches Leben in Verbundenheit und Harmonie mit sich und ihrer Umwelt darstellen.

Hier wollen wir nur ein paar davon nennen:

WAHRNEHMUNG
Menschen, die mit der Gewissheit einer sicheren Bindung leben, nehmen ihre Umwelt positiver wahr. Sie sind in der Lage, leichter die gute Seite an einer Situation zu sehen und ihr Leben mit mehr Leichtigkeit anzugehen.

EINFÜHLUNGSVERMÖGEN
Menschen mit sicheren Bindungen haben ein ausgeprägtes Einfühlungsvermögen. Das heißt, sie können mit anderen Menschen Gefühle und Gedanken austauschen, auch wenn grundsätzlich Unterschiede und andere Handlungsabsichten bestehen. Damit sind sie in der Lage, andere Menschen zu verstehen, Kompromisse zu finden, ihnen in Freude und Leid beizustehen und einfach mit anderen Menschen Beziehungen einzugehen.

BEZIEHUNGSGESTALTUNG

Menschen, die in Verbundenheit mit ihren Eltern aufgewachsen sind, sind auch erfahren in Beziehungen. Sie sind daher eher beziehungsfähig und in der Lage, sämtlichen Möglichkeiten der Beziehungsgestaltung offen gegenüberzustehen.

Der Mensch wird nicht Mensch, sondern ist es von Anfang an. Seine körperlichen, seelischen und sozialen Entwicklungen sind nicht voneinander zu trennen, sondern bilden schon vom Zeitpunkt der Befruchtung an eine komplexe Einheit.

Ein Kind braucht, gerade auch vorgeburtlich, zuerst und zuallererst Verbundenheit, Schutz und Sicherheit, Kontinuität und Bindung. Dies sind Grundvoraussetzungen für Vertrauen und Geborgenheit und damit für die Entwicklung einer möglichst stabilen Identität.

Als Abschluss möchte ich dir noch mitgeben, dass die Bindung zwischen dir und deinem Kind jederzeit wieder aufnehmbar und heilbar ist. Das ist, finde ich, wichtig zu wissen.

„Nur Kinder, die tiefe Wurzeln in einer vertrauensvollen Bindung zu ihren Eltern bilden konnten, entwickeln sich eigenständig und selbstbewusst. Entscheidend für das Gelingen von Erziehung ist nicht, was wir tun, sondern wer wir für unsere Kinder sind."

Prof. Dr. Gordon Neufeld

5. Rezepte mit und ohne Hanf

Vorab: Alle Rezepte in diesem Buch können entweder in einer Apotheke und Kräuterladen angemischt werden und Mamas fügen die Heilpflanze Hanf zu Hause selbständig hinzu. Aromaöle können im Vorfeld erworben werden und als kleine Hausapotheke ihren Platz finden.

5.1. Anwendung der einzelnen Rezepte

- Tees innerlich und äußerlich als Wickel
- ätherische Öle nur äußerlich, auch wenn CBD Öle in Kombination sind
- Riechfläschchen äußerlich
- CBD Öle innerlich oder pur äußerlich, außer in Kombination dann ausschließlich für den äußeren Bereich
- Homöopathie innerlich
- Smoothies innerlich
- Nahrungsergänzungsmittel innerlich
- Zäpfchen vaginal oder rektal je nach Anwendungsgebiet
- Räucherwerk und Duftmischungen, auch als Raumduft

Hinweis: Du wirst in diesem Buch nur EINE Empfehlung zu „Cannabis rauchen“ finden. Wir distanzieren uns in der Schwangerschaft und Stillzeit vom Thema „Cannabis rauchen“. Das Rauchen hat viele negative Aspekte in der Schwangerschaft, da immer Tabak mit im Spiel ist. Tabak ist bei dauerhafter Anwendung extrem gesundheitsschädigend für das ungeborene Leben. Unsere einzige Empfehlung ist das Rauchen von REINEM Cannabis von höchster Qualität ohne andere Zusätze und Mischungen, zu bestimmten Zeitpunkten (siehe Abschnitt Weiber während der Niederkunft).

5.2. Kinderwunsch

Nestreinigungstee:

- 20 g Gundelrebenkraut
- 20 g Weibermantelkraut
- 10 g Brennnesselblätter
- 10 g Goldrutenkraut
- 10 g Schafgarbenblüten
- 10 g Stiefmütterchen
- 10 g Storchenschnabel
- 10 g Taubnesselkraut mit Blüten
- 1 Handvoll Hanfwurzel

1 TL pro Tasse heiß überbrühen und etwa 8 Minuten ziehen lassen.

Tassen täglich trinken, zwei Zyklen lang.
Dieser Tee reinigt die Gebärmutter.
Tee bis auf die Hanfblüten in der Apotheke anmischen lassen. Hanf hinzugeben.

Eisprung-Tee:

- 30 g Damianablätter
- 30 g echtes Eisenkraut
- 20 g Beifußkraut
- 20 g Rosmarin

2 TL pro Tasse heiß überbrühen und etwa 8–10 Minuten ziehen lassen.
Zur Anregung des Eisprungs empfiehlt es sich, an drei aufeinanderfolgenden Zyklen jeweils vom Ausklingen der Regelblutung bis zum Eisprung 3–4 Tassen täglich zu trinken. In der zweiten Zyklushälfte sollte dann purer Weibermanteltee getrunken werden, um gegebenenfalls die Einnistung der befruchteten Eizelle zu fördern.

Kinderwunsch-Tee:

- 40 g Brombeerblätter
- 20 g Weibermantel
- 10 g Storchenschnabel
- 10 g Rosmarin
- 10 g Muskatellersalbei
- 5 g Taubnesselblüten
- 5 g Rotklee
- 0,5 g Indica

2 TL pro Tasse heiß überbrühen und etwa 10 Minuten ziehen lassen.
2 Tassen pro Tag trinken, drei Zyklen lang.
Dieser Tee unterstützt die Einnistung des Eis.
Zusätzlich pro Tag 3-mal 3 Tropfen CBD Öl 30 % zuführen.

Taigawurzel-Tee:

- EL Taigawurzel

Mit 1 Liter Wasser kurz aufkochen und 10 Minuten stehen lassen.
14 Tage lang 2 Tassen täglich trinken.
Drei Zyklen lang, danach 14 Tage Pause und gegebenenfalls wiederholen.
Wichtig ist kein Taigawurzelpräparat zu nehmen, sondern wirklich die Wurzel an sich (Vorkommen in Russland, China, Japan, Korea, Sibirien). Die Taigawurzel fördert das Gelbkörperhormon.

Shatavari-Mischung:

- 3–6 g Shaṭavaripulver

3-6 g Pulver mit 200 ml Milch 7 Minuten einkochen.
1 x pro Tag 14 Tage lang trinken.

Die Wirkungen von Shatavari auf den weiblichen Organismus sind vielfältig. Sie reinigt die Schleimhäute der weiblichen Fortpflanzungsorgane und baut sie optimal für die Schwangerschaft auf. Frühere Verletzungen oder Operationen können damit regeneriert werden. Sie besitzt auch einen starken hormonstimulierenden Effekt, sodass Störungen, beispielsweise durch die Pille, damit eventuell wieder ausgeglichen werden können. Auch während der Schwangerschaft ist Shatavari sehr wichtig, da es vor Mangelerscheinungen schützt, die Knochen stärkt und zudem einen entspannenden und glücklich machenden Effekt auf die Psyche hat.

Tinktur mit Falscher Einhornwurzel:

Die Einhornwurzel wird auch als das Kraut gegen Unfruchtbarkeit bezeichnet.
Nimm täglich 5–15 Tropfen der Tinktur ein, um den Gebärmuttermuskel zu stärken.

Nachtkerzenöl:

Nachtkerzenöl hilft zur Verbesserung der fruchtbaren Qualität der Gebärmutterflüssigkeit. Verwende es von der Menstruation bis zum Eisprung und wechsle nach dem Eisprung zu Flachsamenöl.

Aphrodisierende Kräuter

Die Suche nach natürlichen Mitteln, die Lust zu steigern, begann schon in der Antike. So kommt auch der Name Aphrodisiakum von der griechischen Göttin Aphrodite. Einige Kräuter gelten bis heute als luststeigernd.

- Shatavari: Der wilde Spargel zählt zu den führenden Aphrodisiaka. Er ist süß-bitter, schwer, ölig, kühlend, Vata- und Pitta-senkend.
- Shallaki: Die aphrodisierende Wirkung des Weihrauchharzes gilt sowohl für die innere Einnahme als auch die Beduftung. Es wird als bitter-süß-herb, leicht, trocken, erhitzend, Pitta- und Kapha-senkend eingestuft.
- Damiana wird verwendet, um das sexuelle Verlangen beider Geschlechter zu erhöhen.
- Pippala: Die Früchte des Langpfeffer-Baums gelten als aphrodisierend und werden als scharf, leicht, ölig, penetrierend, leicht erhitzend und Vata-Kapha-senkend eingestuft.

5.2.1. Kräuter zur Unterstützung der Eileiter

Kräutermedizin kann allein keine blockierten Eileiter heilen. Wenn diese nur träge oder teilweise blockiert sind, können diese Kräuter neben anderen Behandlungen bei deren Säuberung helfen:

- Ballonblume (Jte Geng): hilft beim Passieren des Eis durch die Eileiter und in die Gebärmutter.
- Burzeldorne: wird zur Reduktion von Schwellungen und zur Heilung geschädigten Gewebes verwendet.
- Astragal: hilft beim Abheilen des Gewebes.

5.2.2. Kräuter zur Unterstützung des Aufbaus des Gebärmuttergewebes

Wenn du ein dünnes Gebärmuttergewebe hast, gibt es für ein Ei nur geringe Chancen auf eine Einnistung bzw. das Überleben. Diese Kräuter können beim Aufbau eines stärkeren Gebärmuttergewebes helfen, welches für eine erfolgreiche Schwangerschaft benötigt wird:

- Beifuß: wird zur Erwärmung der Gebärmutter und zum Stoppen von Blutungen verwendet.
- Löwenschwanz: wird zur Stärkung des Gebärmutterblutes eingesetzt.
- Rote Himbeerblätter: hilft bei der Vereinheitlichung der Gebärmutter.

5.2.3. Kräuter zum Stoppen von Blutungen

Mit diesen Kräutern können Blutungen behandelt werden:
Rohrkolben (Katzenschwanzpollen): wird zur Beseitigung von Blutstaus verwendet.

- Odermennig: wird zur Behandlung von Blutungen aufgrund von Hitze, Kälte, Überschuss oder Mangel verwendet.
- Pseudoginseng: löst Blutstaus auf.
- Beifuß: hilft beim Erwärmen der Gebärmutter und stoppt Blutungen.

5.2.4. Beruhigende Kräuter zur Vermeidung von Fehlgeburten

Diese Kräuter haben einen beruhigenden Effekt auf den Fötus, was helfen kann, eine Fehlgeburt zu verhindern:

- Atractylodes: wird zur Tonifizierung des Qi verwendet.
- Gelatine: wird zur Tonifizierung des Blutes und zum Stoppen von Blutungen verwendet.
- Dipsacus: wird zur Tonifizierung von Leber und Nieren verwendet.
- Helmkraut: wird zur Auflösung feuchter Hitze im Körper verwendet.
- Encomia: tonifiziert das Nieren-Yang.
- Perillafrucht: wird zur Erwärmung und Harmonisierung der Milz verwendet, um kalte Zustände zu behandeln.
- Beifuß: hilft beim Erwärmen der Gebärmutter und stoppt Blutungen. Kann auch eine kalte Gebärmutter behandeln und das Gebärmuttergewebe aufbauen.
- Kelp: wird zur Vorbeugung von Fehlgeburten verwendet.

5.2.5. Kräuter für den Mann

Hier einige Kräuter, die speziell der Mann anwenden kann.

- Chinesischer Panaxginseng: Dieses Kraut hilft nicht nur bei Spermienzahl- und Beweglichkeitsproblemen, es kann auch bei Erektionsstörungen helfen.
- Shatavari: Neben der aphrodisierenden Wirkung wird er zur Samenproduktionssteigerung und Samenreinigung verwendet.
- Ashvagandha: Die Wurzel des 1–2 Meter hohen Strauches erhöht die Potenz des Mannes als auch die Spermaproduktion. Sie ist bitter-süß-scharf, leicht, ölig, erhitzend, senkt Vata und Kapha.
- Astragal: Dieses chinesische Kraut ist bekannt für seine Stimulation des Immunsystems und für die Verbesserung der Spermienbeweglichkeit um bis zu 150 %.

5.2.6. Weitere Kräuter

- He shou wu: Eine Zubereitung aus der Wurzel der Pflanze hat einen positiven Effekt auf die Fruchtbarkeit und den Eisprung.

- Gokshura: Die Wurzel des bis zu 1 Meter hohen Strauches wirkt kräftigend und stärkt die Fruchtbarkeit bei ausgezehrten Menschen. Gokshura ist süß, schwer, ölig, kühlend, senkt Vata und Pitta.
- Wilder Yam: wird zur Verbesserung der Fruchtbarkeit verwendet, da er steroidartige Verbindungen enthält, die leicht in Sexualhormone des Körpers umgewandelt werden und den Ausstoß von follikelstimulierenden Hormonen anzuregen, was wiederum die Eierstöcke stimuliert, ein Ei freizugeben.
- Amalaki: Die berühmten Früchte fördern die Fruchtbarkeit allgemein durch Verbesserung des Gewebestoffwechsels. Sie enthalten alle Geschmacksrichtungen außer salzig, sind trocken, spitz, schwer sowie kühlend und senken alle drei Doshas.
- Trauben-Silberkerze: ist ein hormonausgleichendes Kraut, welches die Ausscheidungen des luteinisierenden Hormons unterdrückt und einen östrogenen Effekt hat.
- Bala: Die Wurzel des kleinen Strauches ist eines der stärksten Kräftigungsmittel im Ayurveda. Bala ist süß, schwer, ölig, schleimig, kühlend und Vata-Pitta-senkend. Kapha wird durch die Einnahme erhöht.

- Atmagupta: ist süß-bitter, schwer, ölig, erhitzend, senkt Vata, kann aber Pitta und Kapha erhöhen. Die Samen dieser Kletterpflanze sollten daher v. a. bei einer Vata-bedingten Zeugungsunfähigkeit und bei nervlicher Schwäche zum Einsatz kommen.
- Shankhapushpi: Diese Kletterpflanze gilt als wichtiges Hirntonikum mit verjüngender Wirkung auf das Nervensystem. Sie kann die oft mit dem Wunsch nach Schwangerschaft verbundene psychische Anspannung lindern. Shankhapushpi ist bitter, ölig, schleimig, schwer, trotzdem beweglich, erhitzend und senkt alle drei Doshas. – Alfalfa: ist ein großartiger Blutreiniger.

5.3. Schwangerschaft

5.3.1. Vorzeitige/ frühzeitige Wehentätigkeit

<u>Pflanzenheilkunde und Aromatherapie</u>

Wehenhemmtee:

- 10 g Baldrian
- 10 g Hopfenzapfe
- 20 g Johanniskraut
- 20 g Majoran
- 20 g Melissenblätter
- 20 g Thymian
- 0,5 g Indica

1 TL Kraut mit 200 ml kochendem Wasser übergießen.
10 Minuten mit geschlossenem Deckel ziehen lassen.
2–3 Tassen am Tag.
30 % reines CBD Öl Indica 5-mal taglich 3 Tropfen.

Lavendelumschläge und -wickel

Raumbeduftung mit Lavendel

Homöopathie

- Auf Reisen bei drohender Frühgeburt: Viburnum Prunifolium als Urtinktur – 3 EL täglich, bei Bedarf auch öfter.
- Bei leichter Wehentätigkeit Bryophyllum 50 % Trituration – 2-mal stündlich 2 Messerspitzen im warmen Tee auflösen.
- Zusätzlich zu beiden Empfehlungen: Magnesium Phosphoricum D6 – 3-mal 2 Globuli.
- Dosis auf 1000 mg erhöhen bis Durchfall-grenze.

Hexenweisheiten

- Vaginalinfekt ausschließen!
- Absolute Stressvermeidung, also Ruhe und viel liegen
- Gerade für Weltenbummler: Reiseunterbrechung! Nicht fliegen!
- Hilfe in Anspruch nehmen
- Meditation
- Vitalstoffreiche Ernährung
- 3x täglich qualitative Proteinshakes
- 20 i. E. Vitamin D und K einnehmen

- Magnesium 7 ca. 1000 mg 5 Tage lang danach auf 700 mg runtergehen

5.3.2. Wehen/ Wellen Anstupstipps

Pflanzenheilkunde und Aromatherapie

- Brombeerblättertee
- Schafgarbe-Frauenmantel-Tee

Kein Himbeerblättertee trinken, schon gar nicht literweise!

- Himbeerblättertee senkt die Blutgerinnung und legt sich auf die glatte Muskulatur. Weiber, die viel Himbeerblättertee trinken, bluten während der Niederkunft sehr stark.
- Yogi Tee
- Zimttee
- Frisch gepresster Gras-Saft – 5 cl mit 1 Tropfen Eisenkraut. Alternative für die Reise: Gras-Saft-Pulver
- 1 Glas frisch gepressten Ingwersaft

Hexenweisheit für Weltenbummler

1 ganze frische Ananas essen. Die Enzyme wirken auf den Darm und damit auf die Gebärmutter.

Wehentee:

- 20 g Beifußkraut
- 40 g echtes Eisenkraut
- 20 g Rosmarin
- 20 g Zimtrinde
- 5 Nelken
- 1 g Indica Hanf

Mit ½ Liter kochendem Wasser übergießen, 10 Minuten ziehen lassen und mit echtem Honig süßen. Über den Tag verteilt trinken.

Wehenkuchen:

- 300 g Mehl
- Eier
- 1 TL Backpulver
- 115 ml Öl
- 1 TL Natron
- 115 ml Orangensaft
- 2 TL Zimt und Nelken
- 180 g Zucker
- 115 g Honig
- TL gemahlene Mandeln
- 230 g klein geschnittene Apfelstückchen
- 1 Tropfen echtes Eisenkraut

Alles mischen und zum Schluss Äpfel unterrühren. Blechkuchen bei 180 Grad 20 Minuten backen.

Wehenanstups-Smoothie (250 ml):

- 1 Handvoll Beifuß
- 1 Handvoll Löwenzahn
- 1 Handvoll Vogelmiere, 1 kleines Stück Ingwer
- 2 g Cannabis
- ½ TL Zimt
- ½ Avocado
- 1 TL Zitrone
- 1 Apfel
- 1 EL Honig
- 1 Dattel
- 1 Tropfen echtes Eisenkraut

In einem Mixer ordentlich pürieren.
2x proTag genießen.

Mandelmilch (250 ml):

- 1 EL Mandelmus
- 2 Datteln
- 1 Messerspitze Kardamom
- 1 Messerspitze Zimt
- 2 Tropfen echtes Eisenkraut

Wehenanstupstipp:

- 1x am Tag 2–3 Tropfen echtes Eisenkraut 10 % pur auf ein Stück Zucker

Wehentropfen (in der Apotheke herzustellen):

- 10 ml Caulophyllum (Weiberwurzel) Dil D6
- 10 ml Cimicifuga (Silberkerze) Dil D1
- 10 ml Gelsemium (Giftjasmin) Dil D4
- 10 ml Gossypium-Urtinktur (Baumwolle)
- 10 ml Verbena officinalis-Urtinktur (Eisenkraut)

Zur Anregung der Wehentätigkeit 15 Tropfen der Mischung 2x am Tag zergehen lassen, bis die Wehen stark genug sind.
(Diese Tinktur ersetzt eine Oxytocingabe nach der Entbindung im Krankenhaus.)

Heublumenbad:

25 Minuten bei 38 Grad baden. Danach 1 Stunde ruhen.

Nelkenöltampons:

Achtung: Nicht bei vorzeitigem Blasensprung verwenden!

- 5 Tropfen Nelkenblätteröl in 30 ml Sonnenblumenöl mischen.

Auf ein Tampon geben und in die Scheide einführen. Nach 1 Stunde Tampon entfernen. In einem Abstand von 6 Stunden erneut ein Tampon einführen und 3–4 Stunden einwirken lassen (es kann ein leichtes Wärmegefühl entstehen).

Damm-Massageöl:

- 1 Tropfen Bergamotte
- 1 Tropfen türkische Rose 10 %
- 1 Tropfen Rose
- 2 Tropfen Muskatellersalbei
- 1 Tropfen Gewürznelke
- CBD Öl 30 % und höher

Mit 50 ml Mandelöl vermischen.
1x am Tag den Damm 15 Minuten massieren.

Loslassöl:

- 1 Tropfen Rose
- 1 Tropfen römische Kamille
- 1 Tropfen Lavendel fein
- 1 Tropfen Muskatellersalbei

Mit 50 ml Mandelöl vermischen.
1x am Tag 20 Minuten den Bauch massieren.

Wehenöl:

- 3 Tropfen Bergamotte
- 1 Tropfen Neroli 10 %
- 2 Tropfen Lavendel fein
- 2 Tropfen Zeder
- CBD Öl 30 %

Mit 50 ml Mandelöl vermischen.
Bauch und Lendenwirbelbereich im Uhrzeigersinn massieren.

Wehenöl Duftlampe:

- 1 Tropfen Lavendel fein
- 1 Tropfen Muskatellersalbei
- 1 Tropfen Rosengeranie

Homöopathie

- Caulophyllum Pentarkan ab Geburtstermin nehmen (Anwendung siehe Packungsbeilage)
- Argentum Nitricum C 1000 – 3 Globuli zum Loslassen

Hexenweisheiten

- Bewegung
- Akupunktur
- Meditation
- Magnesium NICHT absetzen!!!
- Warme Füße

- Einlauf
- Weiter Magnesium nehmen!
  Auch in der Dosierung.
- CBD Öl 30 %
- Vertrauen, Vertrauen, Vertrauen

5.3.3. Sodbrennen

Pflanzenheilkunde und Aromatherapie

- Retterspitz innerlich – stellt das Magenklima wieder her
- Hanftee mit Hibiskus 3 ml täglich
- Hanfkapseln 2-mal täglich
- Kartoffelsaft in kleinen Schlucken trinken (frisch entsafteter ist optimal), die Kartoffelstärke bindet die Magensäure
- Nach jeder Mahlzeit eine Messerspitze Senf essen und dazu 1 TL Wasser zu sich nehmen
- Heilerde innerlich – 1 EL Heilerde in einem Glas Wasser auflösen

Riechfläschchen:

- 5 Tropfen Mandarine rot
- 5 Tropfen Pfefferminze

Mit 50 ml Mandelöl vermischen

Riechfläschchen – Rezept von englischen Hebammen:

- 5 Tropfen Ingwer
- 5 Tropfen Koriander
- 5 Tropfen Kardamom
- 5 Tropfen Dill
- 5 Tropfen römische Kamille

Mit 50 ml Mandelöl vermischen

Homöopathie

Robinia C30 – 3-mal 3 Globulis für eine Woche, bei Beginn sofort 3 Stück nehmen

Hexenweisheiten

- 1–2 TL Natron in einem Glas Leitungswasser auflösen und anschließend trinken. Natron neutralisiert die Magensäure.
- Nach der Mahlzeit für 45 Minuten aufrecht bleiben, bis der Magen sich entleert hat.
- Nachts mit erhöhtem Oberkörper schlafen und eine Stunde vor dem Zubettgehen keine Mahlzeit mehr zu sich nehmen.
- Trockenes Brot gründlich kauen.
- Popcorn Natur essen, nicht gesalzen, nicht gesüßt.

5.3.4. Schwangerschaftsübelkeit

Pflanzenheilkunde und Aromatherapie

- Tee aus 20 g Koriander mit 1 Liter Wasser überbrühen und 10 Minuten abkühlen lassen.
- 3-mal 1 Tasse am Tag trinken.
- Ingwer Tee (nur bis zur 20. SSW verwenden).
- Nanaminztee – 1 Tasse über den ganzen Tag verteilt trinken.
- Eine frische Limette (am besten direkt vom Baum) aufschneiden und auslöffeln
- Umeboshi-Aprikosen (gesalzen) 1-mal täglich 1 Aprikose
- Eine frische Kiwi essen
- Hanftee mit 2 g Blüten
- Weiber sollten in den ersten drei Monaten einer Schwangerschaft einen
- Spiegel mit CBD aufbauen täglich 3-mal 3 Tropfen 30 % CBD Öl

-> Hauptursache einer Schwangerschaftsübelkeit bei Weibern ist Stress, vor allem der unterbewusste. Ein niedriger Progesteronspiegel und ein überhöhter Östrogenspiegel schaffen eine Unausgeglichenheit aller Hormone. Zusätzlich werden in den ersten drei Monaten der Schwangerschaft die

Weichen für ein gesundes und intelligentes Kind gelegt. Herrscht hier ein Mangel an Vitaminen und Mineralstoffen, kommt es erstens zu Übelkeit und Erbrechen und zweitens zu einem Qualitätsverlust der kommenden Generation. CBD bringt das Endocannabinoidsystem mit den Rezeptoren CB1 und CB2 wieder ins Gleichgewicht. Hanf ist das Mittel gegen Schwangerschaftsübelkeit für Weiber.

Frischer Saftmix gegen Übelkeit:

- 1 Kiwi
- 1 kleines Stück Ingwer
- 1 Stiel Zitronenmelisse
- 1 Strang Rhabarber
- ½ Ananas

Curryblättersaft – schnelle Hilfe bei Erbrechen:

- 3 Handvoll Curryblätter vom immergrünen Currybaum

Blätter mit dem Entsafter auspressen.
3x täglich einen TL zu sich nehmen.
Hilft im Akutfall bei starkem Erbrechen sofort.

1 Tropfen des jeweiligen Öls ist bereits ausreichend (die Nase gibt das Öl vor):

- Bergamotte
- Grapefruit
- Mandarine

- Neroli
- Pfefferminze (Bitte nur bis zur 20. SSW anwenden)
- Zitrone
- Kardamomöl
- Ingwer

Anwendung: Duftlampe, Raumbeduftung oder auf ein Taschentuch geben und inhalieren.

Riechfläschchen Rezept:

- 5 Tropfen Mandarine rot
- 10 Tropfen Orange
- 5 Tropfen Limette
- 3 Tropfen Neroli

Mit 100 ml Mandelöl vermischen.

Hanf Ingwertinktur (nur in den ersten drei Monaten einer Schwangerschaft anwenden):

Die Ingwer-Hanf Tinktur ist noch nicht so bekannt wie der Tee. Dabei kann man sie einfach und schnell selber zubereiten. Bei Schwangerschaftsübelkeit und auch Hyperemesis dreimal täglich 5 Tropfen einnehmen.

10 Gramm Ingwerwurzel zerkleinern, 1 g Hanfblüten mit 40 % Wodka übergießen, bis alles bedeckt ist. Die Mischung 10–14 Tage stehen lassen und

immer gut schütteln. Danach alles abfiltern und am besten alles nochmal gut auspressen. Eine Kartoffelpresse wäre hier hilfreich. Dann die Tinktur in braune Fläschchen abfüllen.

Homöopathie

- Gentiana Magen Globuli Velati von Wala (Anwendung siehe Packungsbeilage)
- Übelkeit verbunden mit Unruhe und Blässe: Apomorphinum hydrochloricum D8 – 3-mal täglich 5 Globuli
- Übelkeit und Müdigkeit: Carbo Animalis D12 – 3-mal täglich 5 Globuli
- Übelkeit und Angespanntheit: Nux Vomica D12 – 3-mal täglich 5 Globuli
- Übelkeit und Erbrechen: Ipecacuanha D6, D12 – 4–5-mal täglich 5 Globuli

Hexenweisheit

- Eine frische Zitrone aufschneiden und an ihr riechen – immer nach Bedarf.

5.3.5. Obstipation/Verstopfung

Pflanzenheilkunde und Aromatherapie

- Lavendeltee
- Indische Flohsamenschalen
- Frisch gepressten Ananassaft trinken
- 250 ml lauwarmes Wasser auf nüchternen Magen trinken
- Sauerkraut
- Salz und Wasserzufuhr erhöhen
- Datteln
- Feigen
- 1 TL Leinöl
- 1 TL Kreuzkümmelöl

Bauchmassageöl:

- 1 Tropfen Lavendel fein
- 2 Tropfen Orange
- 1 Tropfen römische Kamille
- 30 ml Mandelöl

Raumduft:

- Neroli 10 %
- Grapefruit
- Mandarine rot

Homöopathie

Alumina D6, D12, C30 – 5-mal 7 Globuli

Ich empfehle, bei Obstipation oder Verstopfung während der Schwangerschaft zunächst auf alle Hanf-Kombinationen zu verzichten. Eine Verstopfung ist oft mit einem verschobenen Mikrobiom verbunden. In dieser Zeit sollten Weiber besonders auf ihre Ernährung achten, ebenso auf die Belastung durch Giftstoffe, Umweltfaktoren und den Mineralstoffhaushalt. Denn nur etwa 43 % der Zellen in unserem Körper sind menschliche Zellen. Tatsächlich stammt nur 1 % des genetischen Materials in unserem biochemischen Körper von uns selbst. In uns leben auch andere Wesen – eine geheimnisvolle Mikrowelt. Wir sind in gewisser Weise Mensch-Bakterien-Hybriden. Dank dieser faszinierenden Symbiose mit Mikroben haben wir übermenschliche biochemische Kräfte erlangt. Täglich arbeiten rund 39 Billionen Bakterien für unseren Körper, vorausgesetzt, wir füttern sie gut. Wir essen also niemals nur für uns allein; die Mikroben essen mit uns. Dieses bakterielle Heer kann sich jedoch auch gegen uns wenden und unsere Gene, unsere Stimmung, unseren Stoffwechsel beeinflussen und sogar ernsthafte Krankheiten auslösen. Erst wenn Weiber wieder gut aufgestellt sind, empfehle ich eine Darmsanierung mit Hanfkapseln und Tabakhanftee.

5.3.6. Harnwegsinfekt/Nierenstau

Pflanzenheilkunde und Aromatherapie

- Kurkumamilch
- Preiselbeersaft pur
- Cranberrysaft
- 3 Zitronen ausdrücken und mit Wasser verdünnt trinken

Goldrute-Tee – das Mittel bei Harnwegsinfekt:

- 50 g Goldrutenkraut
- 20 g indischer Nierentee
- 20 g Taubnesselblüten
- 10 g Schafgarbe

1–2 EL Tee in eine Tasse geben und mit heißem Wasser überbrühen.
4–5 Tassen am Tag trinken.

Hexenweisheit

Solunat Nr. 16 jeweils 10 Tropfen mit in den Tee geben.

Teemischung bei Reizblase in der Schwangerschaft:

- 20 g Weidenröschen
- 20 g Goldrute
- 20 g Johanniskraut
- 20 g Frauenmantel
- 20 g Breitwegerichblätter
- 0,5 g Indica

3–5 Tassen pro Tag trinken.

Indischer Nierentee (Orthosiphon):

- 1 TL Zinn Kraut
- 1 TL Bärentraubenblätter

Mischung mit ¼ Liter kaltem Wasser über Nacht ansetzen.
Auf Trinktemperatur erwärmen.
4–5 Tassen über den Tag verteilt trinken.

Rezept bei Harnwegsinfekt – Vaginalkugeln mit Rotklee:

- 5 ml Trifolium Pratense Urtinktur
- 7 Tropfen Rosenöl
- 30 g Kakaobutter
- 15 g Sheabutter
- 30 % CBD Öl

1 Handvoll Hanf aus frischen Blättern zu Brei verarbeiten

So wird's gemacht:
Die Butter erhitzen und unter Rühren die Tropfen dazugeben.
Leicht abkühlen lassen und mit einem Teelöffel eine kleine Masse zu einer Kugel formen.
1–2-mal täglich eine Vaginalkugel einführen.

Goldruten-Vollbad:

- 2 Tropfen Lavendel
- 2 Tropfen Rose
- 2 Tropfen Teebaum
- 2 Tropfen Mandarine rot
- 1 Becher Sahne
- 1 EL Honig
- 1 Liter Goldrutentee

25 Minuten entspannt baden und genießen.

Sitzbad:

- 500 g Salz aus dem Totem Meer
- 1 Tropfen Bergamotte
- 1 Tropfen römische Kamille
- 1 Tropfen Sandelholz
- 1 kleiner Becher Kaffeesahne
- 1-mal am Tag 15 Minuten
  ein Sitzbad nehmen.

Ansteigendes Fußbad:

Abends ein Fußbad nehmen, bei dem du zweimal im Abstand von 15 Minuten heißes Wasser hinzufügst.
Anschließend die Füße mit Kupfersalbe rot von Weleda einreiben und mit dicken Socken ins Bett gehen.

Massageöl zur Beruhigung des Unterbauches:

- 1 Tropfen Fenchel
- 1 Tropfen Lavendel fein
- 3 Tropfen Kamille

Mit 30 ml Mandelöl vermischen
15 Minuten entspannt den Unterbauch massieren.

Schmerzöl (auch für Wickel anwendbar):

- 5 Tropfen römische Kamille
- 2 Handvoll Hanfblätter mit 2 g Blüte frisch mörsern

Mit 30 ml Mandelöl vermischen
15 Minuten den Unterbauch massieren.

Raumduft mit Lavendel fein

Homöopathie

- Cantharis C6 – 5-mal 8 Globuli
- Api Mellifica C6 – 5-mal 8 Globuli
- Pulsatilla C30 – 5-mal 8 Globuli
- Sepia C6 – 5-mal 8 Globuli

Hexenweisheiten

- Durch sehr starke oder häufige Entzündung kann die Blase innen vernarben und es bilden sich kleine Taschen, in denen sich Bakterien trotz Antibiotika halten können. Wenn du dann abwehrschwach bist, bricht der Infekt wieder aus und ein Kreislauf beginnt. Mit Osteopathie kannst du die Taschen lösen und bekommst danach einmal eine richtige Blasenentzündung, die du dann konkret behandeln kannst.
- Bei ständigen Blasenentzündungen auch dein Mindset und dein Umfeld überdenken.
- Mindestens 2,5 Liter pro Tag trinken
- 1 großes Glas Hefeweizen alkoholfrei warm trinken – 2 Tage nacheinander
- Zucker vermeiden
- Warmhalten, besonders die Füße
- Auf Intimhygiene achten

- Auch hier. Du bist, was du isst. Mineralstoffmangel verursacht Nieren- und Blasenleiden.
- Bei Schmerzen 5-mal täglich 3 Tropfen 30 % CBD Öl

5.3.7. Anämie/Eisenmangel

Pflanzenheilkunde und Aromatherapie

- Afrikanischer Rooibos Tee
- Karottensaft 250 ml pro Tag
- Rote Beete Saft 250 ml frisch entsaftet
- Schwarzer Johannisbeersaft
- Holunderbeersaft
- Traubensaft
- Spirulina-Algen
- Dunkelgrünes Blattgemüse wie Rosenkohl, Mangold, Grünkohl und Spinat
- Nüsse und Samen wie z. B. Paranüsse, Sesam oder Kürbiskerne
- Getreide und Pseudogetreide wie Hirse, Vollkornreis, Haferflocken oder Quinoa
- Hülsenfrüchte wie Linsen, Kichererbsen, weiße Bohnen oder Soja
- Getrocknete Aprikosen

Eisenresorptions-Tee:

- 1 TL Benediktenkraut

Mit 200 ml kochendem Wasser überbrühen und 8 Minuten ziehen lassen.
2–3 Tassen am Tag trinken.
Verbessert die Aufnahme von Eisen.

Eisentee:

- 30 g Brennnesselblätter
- 30 g Brombeerblätter
- 20 g Petersilienwurzel, nur bis zur 20. SSW
- 20 g Frauenmantel

Mit 1 Liter Wasser aufkochen und 5-mal am Tag eine Tasse genießen.

Brennnessel-Brot – das Mittel bei Anämie:

- Mehrere Handvoll junge Brennnesseltriebe
- Mehrere Handvoll Hanfblätter
- Einige EL Milchzucker

Brennnesseltriebe sorgfältig verlesen, nicht waschen.
Auf einem Brett schneiden und zu einem Pflanzenbrei verarbeiten.
Den Brei abwiegen und mit der gleichen Menge Milchzucker einige Minuten lang verreiben, bis ein grüner Brei entsteht.

Den Brei dünn auf Backpapier streichen und 2–3 Tage lang in der Sonne trocknen lassen (oder ein Dörrgerät bei 40 Grad verwenden).
Die getrocknete Masse grob zerkleinern und dunkel und trocken lagern.
Bei Eisenmangel 2–3 TL täglich zu sich nehmen.
Ersetzt jede Eisentablette!

Eisenmarmelade:

- 500 g Pflaumen
- 100 g Rosinen
- 100 g Feigen
- 200 g Aprikosen
- 100 g Johannisbeeren

Mit Gelierzucker aufkochen und pürieren.
Gesunder Brotaufstrich oder Zutat für dein Müsli.

Homöopathie

- K1000 Tabletten (Anwendung siehe Packungsbeilage)
- Ferrum Phosphoricum D6 – 5-mal 10 Globuli
- Kräuterblut (Anwendung siehe Packungsbeilage)

Hexenweisheiten

- Proteinzufuhr erhöhen mindestens 70–100 g pro Tag

- Vitamin C hilft dir, das Eisen besser aufzunehmen – trink morgens ein Glas Orangensaft.
- Nahrungsergänzungsmittel, wie etwa Magnesium oder Kalzium, können die Eisenzufuhr behindern – nimm sie um mindestens 4 Stunden zeitversetzt ein.

Wichtig zu wissen über Eisen ist, dass das Immunsystem aus Eiweiß besteht. Lymphozyten und Leukozyten – die geheimnisvollen Killerzellen – sind ebenso aus Eiweiß geformt. Ein Mangel an Eiweiß im Blut bedeutet, dass das Immunsystem nicht richtig aufgebaut werden kann. Das griechische Wort „proteo", von dem das Wort Protein stammt, bedeutet „Vorgehen". Der Proteingehalt ist im Blut von größter Bedeutung, wird jedoch während der Schwangerschaft oft nicht gemessen und ist bei vielen Schwangeren niedrig.
Hautausschläge, ständige Müdigkeit, Diabetes, Herpes, erhöhter Blutdruck – all dies kann auf einen signifikanten Eiweißmangel hindeuten, der zu 90 % auch mit einem Eisenmangel einhergeht. Dieser Eisenmangel könnte bereits vor der Schwangerschaft bestanden haben, wird jedoch jetzt deutlicher, da das Eisenspeicherprotein Ferritin im Körper fehlt. Ohne ausreichendes Eiweiß kann der Körper das Eisen nicht halten, und jegliche Eisenzufuhr bleibt ineffektiv.

Um den Eisenwert zu steigern, muss zuerst der Eiweißgehalt im Körper erhöht werden. Eiweiß ist der Schlüssel in der Schwangerschaft und Stillzeit – das Fundament für Muskel- und Knochenmasse, das Immunsystem und Hormone. Ferritin, ein Eiweißkomplex, besteht aus Aminosäuren, der Grundsubstanz jedes Körpers. Bioverfügbare Protein, morgens und abends, sind entscheidend – von der frühen Schwangerschaft bis zum Ende der Stillzeit und darüber hinaus.

Und jetzt etwas, was der Mensch wahrhaftig verstehen muss: Wir alle bestehen zu 90 % aus Wasser. Wir sind umgeben von Wasser; es ist in uns und um uns herum. Wir kommen als Wasserfrucht nieder, die im Uterus in einer Fruchtblase wohnt. Je strukturierter und sauberer die Wasserfrucht energetisiert wird durch die Mutter, sich also in aufwärtssteigende levidierenden Energien bewegt, umso mehr entfaltet sich das menschliche Leben. Über das kindliche Herz entlädt sich diese Energie, und es entsteht ein Energieausgleich in der Fruchtblase, die den kindlichen Materiekörper auflädt.
Wir haben Eisen in unserem Körper, das auf dieser Erde nicht vorkommt. Dieses Eisen hat eine oklatische Gestalt. Es ist chemisch total immun und nimmt keinen Sauerstoff an! Trotzdem leben wir!

Das Eisen, das uns vom medizinischen Fachpersonal gelehrt und erzählt wird, hat eine sechsflächige Gestalt und hat nichts mit dem Eisen zu tun, mit dem wir niedergekommen sind. Es bringt also überhaupt nichts, wenn Frauen mit Eisen, das synthetisch hergestellt worden ist, vollgestopft werden. Das kann ihre Gewebestruktur schädigen und zu Verstopfungen führen, da es nicht vom Körper verstoffwechselt werden kann. Nur bioverfügbares, naturbelassenes Eisen aus Pflanzen kann vom Körper eines Menschen verstoffwechselt werden. Trinke lebendiges, strukturiertes Wasser. Ernähre dich gut, und du wirst niemals Schwierigkeiten mit deinem Eisenhaushalt haben.

5.3.8. Ödeme/Wassereinlagerungen

Pflanzenheilkunde und Aromatherapie

- Maisbarttee – 3-mal 1 Tasse pro Tag
- Birkenblättertee
- Brennnesseltee
- Liebstöckel
- Gurken
- Gekochte Kartoffeln mit Schale
- Spargel mit Schnittlauch und frischer Petersilie

Schwangerschaftstee:

- 10 g Rosenblüten
- 10 g Weibermantel
- 10 g Zitronenmelisse
- 10 g Brennnessel
- 10 g Sanddornfrüchte
- 10 g Johanniskraut
- 10 g Limonengras
- 10 g Orangenschalen
- 0,1 Indica

25 g auf 1 Liter Wasser 15 Minuten ziehen lassen.
2x 1 Tasse pro Tag.

Rezept (Grundmischung für einen Wickel):

- 3 Tropfen Orange
- 2 Tropfen Zitrone
- 2 Tropfen Lavendel fein
- 1 Tropfen Wacholder

Grundmischung mit 1 EL Obstessig in 1 Liter lauwarmes Wasser geben. Den Wickel 3-mal täglich um die Unterschenkel anlegen.
Beinwickel sind als begleitende Maßnahme sehr wirksam.

Massageöl:

- 1 Tropfen Pfefferminze
- 2 Tropfen Orange
- 2 Tropfen Zitrone

- 2 Tropfen Lavendel fein
- 1 Tropfen Wacholder

Die Grundmischung in 50 ml Sesamöl geben und damit die Beine 1–2-mal täglich von den Zehen in Richtung Herz sanft massieren.
(Qualitätsgeprüften Aromamischungen kannst du jederzeit vertrauen)

Homöopathie

- Pulsatilla C30 – 5-mal 3 Globuli
- Apis Mellifica C6 – 5-mal 3 Globuli
- Sepia C30 – 3-mal 7 Globuli

Hexenweisheiten

- Vollbad in Salzwasser – am besten jeden Tag im Meer schwimmen gehen (Salzwasser entzieht dem Körper Wasser und fügt Mineralstoffe hinzu)
- Eiweißhaltige und salzreiche Kost und mindestens 3 Liter gefiltertes strukturiertes Wasser am Tag
- Füße mit Ghee massieren
- Bewegung z. B. Yoga
- Akupunktur
- Lymphdrainage
- Tapen

Ghee selber machen – Die Zubereitung

Gib die Butter in einen Eisentopf und lass sie bei offenem Feuer langsam schmelzen.
Nun kannst du die Butter aufkochen lassen.
Danach das Feuer herunterregulieren.
Die Butter ist noch trüb und an ihrer Oberfläche bildet sich ein weißer Schaum. Das ist das Milcheiweiß. Schöpfe diesen nun immer wieder ab. Nimm einen Holzlöffel dazu. Die Butter darf nicht gerührt werden, denn die einzelnen Bestandteile sollen sich in Ruhe trennen können. Der gesamte Vorgang des Köchelns dauert mindestens 20 bis 30 Minuten, je nach Buttermenge auch 40 Minuten oder länger.
Sobald die flüssige Butter klar wird, ist dies ein Zeichen dafür, dass das enthaltene Wasser verdampft ist. Man kann nun auf den Boden schauen und sieht dort einen Satz, der allenfalls etwas goldbraun werden darf, aber keinesfalls schwarz.
Gieße das Ghee nun durch ein Tuch in ein Gefäß. Anschließend fülle das Ghee in verschließbare Gläser. Natürlich kannst du das Ghee auch direkt in die verschließbaren Gläser füllen. Da beim Filtern manchmal jedoch auch etwas danebentropft, lässt sich sauberer arbeiten, wenn man beide Vorgänge voneinander trennt. Verschließe die Gläser gut und bewahre sie in einem Küchenschrank auf.

5.3.9. Wadenkrämpfe

Pflanzenheilkunde und Aromatherapie

- Frische Bananen
- Getrocknete Bananen oder Aprikosen
- Mandeln
- Magnesium erhöhen und Vitamin D/K bis weit über die Stillzeit hinaus

Im Mainstream der Geburtshilfe wird immer wieder unter Fachpersonal kommuniziert, dass Magnesium ab der 35–37. SSW abgesetzt werden sollte, da Magnesium ein „Wehenblocker" sein soll. Hier möchte ich betonen, dass eine Magnesiuminfusion aus dem Krankenhaus etwas völlig anderes ist als eine Magnesium Supplementation, die essentiell wichtig ist für das tägliche Funktionieren eines menschlichen Körpers. Im Krankenhaus werden hochdosierte Magnesiuminfusionen verabreicht, die auf Metabolismus, Kreislauf, Atmung, Reaktionszeit und Empfinden wirken und auch mit zahlreichen Nebenwirkungen in Verbindung gebracht werden. Z. B. Blutdruckabfall, Muskelschwäche und Magendarmschmerzen. Schwangere Weiber, die täglich ca. 700-1000 mg Magnesium supplementieren, haben weniger Schwangerschaftskomplikationen und entspannte schmerzfreie Niederkünfte. Warum? Der Uterus ist ein Muskel und Magnesium-abhängig. Hinzu kommt, dass unsere Nahrung kaum noch Magnesium enthält und 98 % der Bevölkerung einen generellen Magnesiummangel haben.

Wer Magnesium in seiner Schwangerschaft supplementiert, braucht keine Angst vor Wehenhemmung zu haben. Das Kind bestimmt die Wehentätigkeit. Nicht das Magnesium.

Verantwortlich dafür ist ein Protein namens SP-A. Dieses Eiweiß gelangt aus der Lunge des Ungeborenen ins Fruchtwasser und lagert sich dort an bestimmte Zellen des Immunsystems, den so genannten Makrophagen, an. Diese Zellen wiederum heften sich an die Wand der Gebärmutter, wo sie eine Art Entzündungsreaktion auslösen. Die Entzündung stimuliert das Zusammenziehen der Gebärmutter – die Wehen setzen ein.

Das Absetzen von Magnesium ab der 35. SSW empfehle ich nicht, sondern bin ein Befürworter davon, jeden Tag mindestens 700-1000 mg Magnesium zu supplementieren. Die einzige Nebenwirkung von Magnesium ist Durchfall. Falls das der Fall sein sollte, gehst du in der Dosierung runter.

Kein Trainer dieser Welt würde seinen Schützling in einen Marathon schicken ohne seine Wasserflasche mit Magnesium und Elektrolyten in

der Hand. Aber von gebärenden Weibern erwarten Ärzte bitte körperliche Höchstleistung, ohne Magnesium und Vitalstoffe.
Vielleicht sollten einige Gynäkologen ihren eigenen Magnesium- und Omega 3 Spiegel auffüllen. Beides steigert bekanntlich die Gehirnleistung.

Wadentee:

- 10 g Majoran
- 10 g Melisse
- 10 g Thymiam

Am besten frische Zweige mit 1 Liter Wasser überbrühen und 10 Minuten ziehen lassen.
Über den Tag verteilt trinken.

Rezept Bananeneis:

- 1 kg frische Bananen
- 1 frische Kokosnuss

Bananen schälen und einfrieren. Kokosnuss schälen und raspeln.
Alle Zutaten plus Kokoswasser vermengen und mixen.
Fertig ist ein leckeres und gesundes Eis.

Hexenweisheit
Mit einer frischen Mango oder frischen Erdbeeren zusätzlich schmeckt es noch besser.

Öl zum Einreiben der Beine:

- 1 Tropfen Majoran
- 1 Tropfen Zypresse

Mit 30 ml Mandelöl vermischen

Homöopathie

- Magnesium Phosphorikum D6 – 3-mal 2 Globuli
- Cuprum Aceticum C6 – 3-mal 3 Globuli
- Hamamelis C6 (wenn in Verbindung mit den Krämpfen auch Nasenbluten oder Zahnfleischbluten auftritt) – 2-mal 3 Globuli
- Magnesit 5 % von Weleda (Anwendung siehe Packungsbeilage)

Hexenweisheit

Mineralwasser mit einem hohen Anteil an Magnesium trinken.
Bei nächtlichen Wadenkrämpfen sofort 3 Tropfen CBD Öl 10 %

5.3.10. Krampfadern

Pflanzenheilkunde und Aromatherapie

- Wirsingkohlblätter mit dem Nudelholz plattwalzen und samt Saft um die Beine wickeln. Über Nacht einwirken lassen.
- Retterspitz äußerlich – mit 1 TL Quark gut verrühren und mit einem Wickel um die betroffenen Stellen binden. 1 Stunde einziehen lassen.
- Quark-Weihrauch-Zypresse-Wickel: 1 EL Quark mit je 1 Tropfen Öl verrühren und auf die betroffene Stelle auftragen und umwickeln. 1 Stunde einziehen lassen.
- Ringelblumensalbe zum Einreiben
- Rosskastanienextrakt

Bei Neigung zu Krampfadern, Thrombose und Varikosis muss explizit auf die Ernährung schon beim Kinderwunsch geachtet werden. Die Supplementation bestimmter Vitalstoffe und Vitamine ist unumgänglich. Vitamin D und K, OPC, Magnesium, Kalzium, Zink, Eisen, alle B-Vitamine und Jod sind hierbei unerlässlich. Zudem sollte die Heilpflanze Hanf großflächig eingesetzt werden, um ein ganzheitliches Gleichgewicht im Körper zu fördern und Entzündungen zu reduzieren.

Hanfkapseln, Hanfglobuli, tägliche Hanftees mit CBD-Öl, Salate und frische Hanfblätter sowie Hanföle müssen in die Ernährung integriert werden. Eine basische, vitaminreiche Ernährung und regelmäßige Bewegung sind für ein gesundes Kind entscheidend. Bedenke, dass du hier den Grundstein für die Organe und Venen deines Kindes legst. Bei künstlichen Befruchtungen ist von vornherein eine körperliche und organische Beeinträchtigung der kommenden Generation zu erwarten. Werdende Mamas sollten daher einen ganzheitlichen Blick auf die Ernährung im Allgemeinen haben für das kommende Leben des Kindes.

Schwangerschaftstee (hat generell eine unterstützende Wirkung auf Venen):

- 10 g Rosenblüten
- 10 g Frauenmantel
- 10 g Zitronenmelisse
- 10 g Brennnessel
- 10 g Sanddornfrüchte
- 10 g Johanniskraut
- 10 g Limonengras
- 10 g Orangenschalen

25 g auf 1 Liter Wasser 15 Minuten ziehen lassen. 2x 1 Tasse pro Tag.

Schwere-Beine-Tee:

- 10 g Zitronenschale
- 10 g Majoran
- 10 g Rosskastaniensamen
- 10 g Steinklee

25 g auf 1 Liter Wasser 15 Minuten ziehen lassen. 5x 1 Tasse pro Tag.

Aromaöl zum Einreiben:

- 5 Tropfen Zypresse
- 2 Tropfen Lavendel fein
- 2 Tropfen Myrte
- 2 Tropfen Weihrauch
- 2 Tropfen
- Lemongras

Mit 100 ml Mandelöl vermischen.

Homöopathie

Hamamelis D4/6 – 3-mal 5 Globuli

Hexenweisheiten

- Füße hochlegen
- Kompressionsstrümpfe oder -strumpfhose nach Maß
- Fußmassage
- Venengymnastik
- Beine nicht übereinanderschlagen

- Kühle Wickel
- Viel trinken
- bei Akutschmerzen: Hanfwickel und zusätzlich einen Spiegel mit CBD ÖL 30 % Aufbauen über drei Tage

5.3.11. Pilzinfektion im Scheidenbereich

Pflanzenheilkunde und Aromatherapie

- Kümmeltee: 25 g Kümmelfrüchte auf 1 Liter Wasser – 3-mal 1 Tasse
- 1–2 Tropfen ätherisches Kümmelöl auf ein Stück Brot träufeln (Anwendungsdauer mindestens 14 Tage)

Erste Hilfe bei Pilzinfektion – Knoblauch:

Schäle eine Knoblauchzehe und ziehe einen Faden (z. B. Zwirn) hindurch.
Führe diese über Nacht wie einen Tampon in die Scheide ein (Achtung, es brennt leicht für ca. 2 Minuten). Erst am nächsten Morgen entfernen.
Außerdem zerdrücke eine Zehe und verteile den Brei um die Venuslippen (auch das wird etwas brennen).
Das wendest du bei Bedarf zwischen 2 und 7 Tagen an.

Knoblauchspülung:

- 2 Knoblauchzehen
- 5 Tropfen Essig

Knoblauchzehen ausdrücken, mit 200 ml abgekochten Wasser verrühren und den Essig dazugeben.
Nach dem WC-Gang als Spülung benutzen.

Hexenweisheit für unterwegs
Bereite die Spülung vor und benutze eine kleine Sprühflasche (passt gut in jedes Handgepäck).

Kamillen-Vaginalspülung:

- 2 EL Kamillenblüten
- 1 EL Essig

Kamillenblüten mit 250 ml kochendem Wasser überbrühen und 15 Minuten ziehen lassen.
Abseihen und auf Körpertemperatur abkühlen lassen.
Anschließend den Essig dazugeben.
Nach jedem WC-Gang benutzen, bis der Juckreiz verschwunden ist.

Pilzfeindliche Scheidenzäpfen aus Hanf:

- 1 Handvoll Hanf sativa
- 1 g weibliche Hanfblüten

Die Blätter und Blüten vermischen und zu Brei verarbeiten.
Mit 350 ml reines Bio Kokosöl vermischen. In kleine Silikonformen füllen und kühl stellen. Nach jedem WC-Gang ein Scheidenzäpfchen benutzen.

Scheidencreme:

- 9 Tropfen Rosenöl
- 40 ml Kokosöl oder 40 g Kakao- oder Sheabutter

Kokosöl oder Butter unter Rühren im Wasserbad erhitzen.
Wenn sich die Butter verflüssigt hat, das ätherische Öl dazugeben.
Leicht abkühlen lassen, in ein Döschen füllen und mit Watte bedecken.
Bei Bedarf zur Scheidenpflege benutzen.

Hexenweisheiten

- Es genügt, den äußeren Genitalbereich nur mit Wasser zu waschen, eine gesunde Scheide reinigt sich selbst.
- Um keine Darmbakterien zu verschleppen, sollte man die Intimregion nach dem WC-Gang immer von vorne nach hinten reinigen.
- Eine Intimrasur wirkt sich positiv auf die Intimhygiene aus; Venushaare sind relativ schwierig zu reinigen.

- Schlüpfer aus luftdurchlässiger Naturfaser: Durch das Tragen von synthetischer Unterwäsche oder sogar Slipeinlagen kann die Feuchtigkeit nicht entweichen, und es entsteht ein Wärmestau (feucht + warm + dunkel = Pilzinfekt). Es spricht auch nichts dagegen gar keine Unterwäsche zu tragen.
- Unterwäsche bei 95 Grad waschen
- Viele Schwangere bekommen häufig Pilzinfektionen nach dem Besuch von Swimmingpools oder Bädern. Dort sind auf dem Boden natürlich viele Pilzsporen verstreut. Nach dem Duschen und Abtrocknen schlüpfst du in deine neue Unterwäsche oder in deinen neuen Bikini. Beim Hineinsteigern in die Unterwäsche ziehst du die Pilzsporen von deinen Füßen Richtung Scheide.
- Abhilfe: Sprühflasche mit Essigwasser! Vor jedem Anziehen der Kleidung Füße damit einsprühen (wirkt auch sehr gut gegen Fußpilz).
- Merke: Der Gegenpart zu einem Pilz ist immer Essig!
- Bei hartnäckigen Pilzinfektionen: Eisenwerte im Blutbild checken lassen.
- Partner mit behandeln.

- Wenn ein Meer in der Nähe ist: Intimbereich mit Meerwasser reinigen und lufttrocknen lassen. Hilft super!
- Süßes stark reduzieren; Pilze lieben Zucker.
- Bei starkem Jucken und Brennen sofort mit 30 % CBD Öl einschmieren.
- Hilft auch alles sehr gut bei Fußpilz.

5.3.12. Symphysenbeschwerden

Homöopathie

Symphytum D12 – alle 15 Minuten 3 Globuli

Hexenweisheiten

- Yoga und Bewegung
- Beim Schlafen ein Kissen zwischen die Knie legen
- Stempeln hilft auch hier wahre Wunder
- Fußreflexzonenmassage
- Akupunktur (Lokal Ma 31 und Ren 2 und die Schmerzpunkte)
- Tapen
- Eine Miederhose anziehen, in die du zwei zusammengerollte kleine Waschlappen legst, die einen Druck auf den Trochanter ausübt

- Hilfe in Anspruch nehmen
- Schonen
- Schmerzreduzierung in Form eines sogenannten „Spiegels“ im Körper aufbauen über 14 Tage mit CBD Öl

Symphysenbeschwerden in der Schwangerschaft entstehen aufgrund von Mineralstoff- und Vitalstoffmangel. Aminosäuren in Form von Proteinshakes lindern die meisten Beschwerden innerhalb weniger Tage. Es bringt einem schwangeren Weib gar nichts, Symptome zu lindern, wenn die Ursache nicht behoben ist. Wenn ein Weib in der Niederkunft an Hüft- oder Symphysenschmerzen leidet, ist es mangelversorgt und entmineralisiert. Oft gehen Symphysenschmerzen mit einer Kupfervergiftung einher. Ich würde bei Gelenk-, Hüft- oder Symphysenschmerzen immer eine Haarmineralanalyse empfehlen und danach mit einer ganzheitlichen Ernährung und Supplementation starten. Hat die werdende Mama eine Mangelernährung, hat das Baby automatisch einen Mangel, der das Immunsystem des Kindes beeinträchtigt. Hanftee sollte dauerhaft für den körperlichen Ausgleich getrunken werden. Er steuert das Nervensystem, entspannt die Nebennierenrinde und dient zur Schmerzlinderung.

5.3.13. Hämorrhoiden

Pflanzenheilkunde und Aromatherapie

Zwischen Ernährung und Hämorrhoiden besteht ein enger Zusammenhang, gerade in der Schwangerschaft. Du hast Appetit auf vieles, was deinen ausgewogenen Ernährungsplan manchmal durcheinanderwürfelt. Eine gesunde ausgewogene Ernährung spielt aber eine wichtige Rolle. Rohkostsalate und reichlich Mineralwasser bringen deine Verdauung auf Trab.

Blutwurz-Einlauf (Bleibeklistier):

- 3 getrocknete Wurzeln Blutwurzkraut
- Pulver aus den Wurzeln herstellen.
- 2 EL Blutwurzpulver mit 500 ml Wasser zugedeckt 15 Minuten auf kleiner Flamme köcheln.
- Abseihen und auf Körpertemperatur abkühlen lassen

Einlauf durchführen und so lange wie möglich im Darm behalten 1-mal pro Tag durchführen, bis die Beschwerden vorüber sind

Blutwurzkrauttinktur:

- 2 Wurzeln Blutwurzkraut
- 500 ml Trinkalkohol 95 %

Wurzeln säubern und mit 500 ml Wasser abkochen.
Abseihen und auf Zimmertemperatur abkühlen lassen.
Trinkalkohol 50:50 beimischen und 5 Tage an einen sonnigen Ort stellen. Kräftig schütteln und Hämorrhoiden damit einpinseln.

Steinkleeöl:

- 3 Handvoll Steinkleekraut
- 1 Handvoll Hanf
- 100 ml Kokos- oder Mandelöl

Steinkleekraut zerkleinern und ins Öl rühren.
Für 4 Wochen in der Sonne stehen lassen.
Abseihen und in eine braune Flasche füllen.
Mit einem Wattebausch auf die Hämorrhoiden tupfen.

Quarkumschläge zwischen die Beine legen

Pfingstrosen-Sitzbad:

- 3 Handvoll Pfingstrosenblüten

Pfingstrosenblüten mit 3 Liter kochendem Wasser übergießen
Etwa 30 Minuten ziehen lassen, abseihen und dem Sitzbad beimengen
15 Minuten baden, bis zu 2x täglich

Hanfwurzel-Sitzbad:

- Handvoll Hanfwurzeln

Hanfwurzeln mit 3 Liter kochendem Wasser übergießen. Etwa 30 Minuten ziehen lassen. Abseihen und dem Sitzbad beimengen. 15 Minuten baden, bis zu 2x täglich.

Homöopathie

Aesculus C6 – 4-mal täglich 8 Globuli

Hexenweisheiten

- Analhygiene: richtige Hygiene hilft dir Brennen, Juckreiz und Schmerzen zu lindern. Versuche deinen Analbereich nach jedem Stuhlgang vorsichtig mit lauwarmem Wasser zu säubern. Danach sorgfältig abtrocknen (nicht rubbeln oder reiben). Hämorrhoiden vorsichtig zurückschieben.
- Wenn du in Nordafrika, Kleinasien oder im mediterranen Raum unterwegs bist, wende dich an eine(n) Naturheilkundler(in), die Erfahrung mit Blutegel-Therapien hat. Bei akuten Problemen und Schmerzen können medizinische Blutegel die Alternative schlechthin sein. Ein Blutegel saugt je nach Hunger 20–30 Minuten und du spürst hinterher

eine angenehme Schmerzerleichterung.
Akutmittel: 1 Kondom mit etwas Wasser füllen und in den Tiefkühlschrank legen. Bei Schmerzen zwischen die Pobacken legen (bitte in ein Tuch wickeln, damit du dich vor Kälteverbrennungen schützt).

- Bewegung
- Vitalstoffreiche Kost

5.3.14. Ischialgie

Pflanzenheilkunde und Aromatherapie

- Massage mit Kerstins Pfefferminzöl (Herstellung siehe Aromatherapie unter Ödeme / Wassereinlagerungen)
- Massage mit Ghee
- Zink, Jod, OPC und Proteine supplementieren

Homöopathie

Aesculus D2 – bei akuten Beschwerden alle 5-10 Minuten einen Globuli auf der Zunge zergehen lassen

- Täglich 3-mal 1 Hanfkapsel
- Täglich alle 6 H 7 Hanfglobuli

Schmerzöl

- 120 ml Sonnenblumenöl
- 100 ml Rosmarinöl (ätherisches)
- 30 Tropfen CBD Öl 10 %

Massiere das Öl bei Schmerzen täglich auf die betroffene Stelle ein. Setze die Behandlung mindestens 14 Tage lang fort, auch bei Besserung. Als Akutschmerzmittel anwendbar.

Hexenweisheiten

- 4-Füßler-Stand mit Rückenmassage
- Schwimmen
- Akupunktur
- Tapen
- 500 g Salz + 500 g Sand: beides miteinander vermischen und im Ofen auf 40 Grad erhitzen. Die Mischung auf 4 Leinentücher verteilen und mit einem Band verknoten, so dass ein Stempel entsteht.
- Jeweils 20 Minuten sanft mit den Stempeln die schmerzenden Stellen behandeln. Wirkt wahre Wunder.

5.3.15. Karpaltunnelsyndrom

Pflanzenheilkunde und Aromatherapie

- Retterspitzumschläge
- Wickel mit Heilerde
- Massage der Handgelenke mit Pfefferminzöl

Auch das Karpaltunnelsyndrom geht mit einer akuten Mangelernährung einher.
Durch einen Mineral- und Vitalstoffmangel gelangt das Nervensystem unter Stress, der Stoffwechsel wird gestört und Nervenschmerzen entstehen. In einer Schwangerschaft macht sich eine Mangelernährung richtig bemerkbar, indem die Weiberkörper, die schon vor der Niederkunft schlecht aufgestellt waren, gänzlich einbrechen. Mit Symphysenschmerzen, Hüftschmerzen, Diabetes und Karpaltunnelsyndrom haben wir Erkrankungen, die eindeutig durch eine gesunde, mineralstoffreiche Ernährung hätten verhindert werden können. Leidtragende sind nicht nur die Weiber, sondern größtenteils das ungeborene Leben.
Statt Karpaltunnelsyndrom zu operieren, sollten die betroffenen Patienten ganzheitlich über Ernährung, Mindset, Nahrungsergänzungsmittel und Heilpflanzenmedizin aufgeklärt werden. Das bringt dem behandelnden Arzt natürlich weni-

ger Geld, aber dem Patienten ein gesundes, vitales Leben. In der Niederkunft, genauer gesagt mit dem Tag des Kinderwunsches, beginnt ein gesundes neues Leben. Hier werden die Weichen für ein neues reines Leben gestellt. Leben beginnt immer von innen. Niemals von außen.

Hexenweisheiten

- Akupunktur
- Tapen mit Gittertapes
- Wassereinlagerungen ausschwemmen (siehe Ödeme / Wassereinlagerungen)
- auch hier: Haarmineralanalyse mit anschließender Ernährungsumstellung und Supplemente einnehmen
- die Heilpflanze Hanf in das tägliche Leben integrieren; ganzheitlich von CBD Ölen bis zu Kosmetik. Über die Haut werden Hanfprodukte sehr gut absorbiert.

5.3.16. Halsschmerzen nach Flugreisen (drohende Erkältung)

<u>Pflanzenheilkunde und Aromatherapie</u>

- Mehrmals am Tag 1 EL echten Bienenhonig mit frischem Thymian und CBD Öl zu sich nehmen.
- Am besten im Sommer ansetzen und im Winter genießen.
- Ich setze jedes Jahr im Sommer mindestens 5 große Gläser Thymian-Hanf-Honig an. Kinder lieben diese Medizin. Du nimmst reinen frischen Bienenhonig von deinem Imker des Vertrauens, nicht aus dem konventionellen Handel bitte. Dann fügst du so viel Thymian hinzu, dass der Honig schön bedeckt ist. Pro Glas 20 Tropfen CBD Öl 10 % hinzufügen. Ich sage euch, megalecker und hilft wahre Wunder.
- Eine frische Limette auslöffeln:
  3-mal am Tag
- Gemüsesuppe

Halsschmerz-Gurgel:
- 1 Tropfen Teebaumöl
- 1 Tropfen echte Kamille
- 1 Tropfen Pfefferminze

In 1 Becher lauwarmes Wasser geben. Nach Bedarf gurgeln.

Halsschmerzöl:

- 2 Tropfen Benzoe Siam
- 2 Tropfen Lavendelsalbei
- 2 Tropfen Melisse
- 1 Tropfen Eukalyptus

Mit 30 ml Mandelöl vermischen.
Morgens und abends damit den Hals und den Brustkorb einreiben.

Homöopathie

- Aconitum C30 – 5-mal 7–8 Globuli
- Ferrum Phosphoricum C6 – 3-mal 10 Globuli
- Luffa C6 – 3-mal 5 Globuli
- Pulsatilla C30 – 3-mal 5 Globuli

Hexenweisheit

Darauf achten, dass die Füße immer warm sind.

Ein entspannendes Bad:
Nimm eine Handvoll Kamillenblüten und fünf Esslöffel Hanftee und lege sie in einen Musselinbeutel. Befestige diesen unter dem Wasserhahn, während du die Wanne vollllaufen lässt. Wenn das heiße Wasser bereit ist, lege dich hinein und atme

die aufsteigenden Dämpfe ein. Für eine intensivere Erfahrung kannst du auch Kamillenessenz und Hanfessenz verwenden. Gib davon zehn Tropfen in das warme Badewasser. Achte darauf, dass keine Seife ins Wasser gelangt, da sie die Wirkung der ätherischen Öle beeinträchtigen kann. Für Kinder und Säuglinge genügen fünf Tropfen.

Kamille-Hanf-Dampf-Inhalation:
Koche Wasser und gieße es in eine große Keramikschüssel. Füge fünf Tropfen ätherisches Kamillenöl und drei Tropfen 30 % CBD-Öl hinzu. Bedecke deinen Kopf und die Schüssel mit einem Handtuch und atme den aufsteigenden Dampf so lange wie möglich ein. Diese Methode kann auch hilfreich sein bei Asthmaanfällen, Heuschnupfen und Pseudokrupp bei Kindern.

Halswehtee

- Saft einer Limette
- Eine Prise Salz
- Eine Prise Chili

1 Tropfen 10 % CBD Öl mit heißem Wasser überbrühen.
3x am Tag 1 Tasse trinken. Pustet das Halsweh weg!

5.3.17. Husten

Pflanzenheilkunde und Aromatherapie

Zaubermittel – Efeutee:
Nicht in der Schwangerschaft anzuwenden!

- 200 g frische Efeublätter

Mit 800 ml kochendem Wasser übergießen und 10 Minuten ziehen lassen. 2-mal 1 Tasse trinken.

Hustensirup:

- 200 g Löwenzahnblüten
- 200 g Hanfblätter
- 10 g Hanfwurzelpulver
- 1 g weibliche Hanfblüten

Waschen und mit 1 Liter Wasser übergießen, aufkochen und über Nacht stehen lassen.
Nun 1 kg Zucker einrühren und aufkochen.
Den Sirup noch heiß in Gläser füllen und verschließen.
3-mal 1 TL bei Husten.

Akutsaft bei Husten:

- 100 g Salbei
- 100 g Spitzwegerich
- 100 g Thymian
- 1 große klein geschnittene Zwiebel
- 200 g Zucker

Mit 500 ml Wasser zum Kochen bringen und 20 Minuten ziehen lassen.
Abgießen und 3x am Tag 2 cl Hustensaft zu dir nehmen.
Hält im Kühlschrank ca. 14 Tage.
Auch für Kinder ab 6 Monaten geeignet.
Auch beim Stillen anwendbar.

Zwiebelsaft:

- 1 Zwiebel
- 5 EL echter Bienenhonig

Zwiebel grob schneiden und mit dem Bienenhonig bedecken.
Über Nacht stehen lassen.
3-mal täglich 1 TL zu sich nehmen.
Hilft ideal bei trockenem Husten.

Noch eine andere Variante

Zwiebel mit einem Apfelstecher aushöhlen und mit Kandis füllen.

Hustenkiller:

- 50 g Datteln
- 2 Kartoffeln
- Hanftee mit Holunderblüten

Kartoffeln kochen und in einem Leinentuch leicht zerdrücken.
So heiß wie möglich 20 Minuten auf die Brust legen.
Datteln mit 1 Liter Wasser 20 Minuten aufkochen.
In eine Tasse gießen und während der Kartoffelwickelbehandlung trinken.

Eine super Hexenweisheit aus Ägypten, die ruckzuck hilft.
Alantschnaps für eine ruhige Nacht bei Reizhusten:
Nicht in der Schwangerschaft anzuwenden, da Alant eine uterusanregende Wirkung hat!

- 50 g getrocknete Alantwurzel
- 6 EL Bienenhonig
- 1 Liter Wodka

So wird's gemacht:
Alantwurzel mit 1 Liter Wodka in einen Topf geben und kurz aufkochen, im lauwarmen Zustand mit Honig süßen. Einen weiteren Tag ziehen lassen, abseihen und in eine dunkle Flasche füllen.
Vor dem Schlafengehen 1 Fingerhut Alantschnaps trinken.

Senfmehlwickel:

Aus einem gehäuften EL Senfmehl und einen Schluck Wasser eine Paste herstellen.
Die Brust mit Öl oder Vaseline einreiben.
Ein Leinentuch mit der Paste bestreichen und auf die Brust legen.
Wenn es zu heiß wird, vorher entfernen, ansonsten 10 Minuten einwirken lassen.
3-mal täglich anwenden.
Nicht für Kinder unter 3 Jahren geeignet.

Hustenöl:

- 3 Tropfen Johanniskrautöl
- 1 Tropfen Lavendelöl

Mit 30 ml Mandelöl vermischen

Auf die Brust und den Rücken reiben und mit Brust- oder Bienenwachswickeln kombinieren.

Mamas: Für die ruhige Nacht 3 Tropfen CBD Öl 30 % zum Schlafen.

Raumduft:

- Thymian
- Majoran
- Pfefferminze

Homöopathie

- Ferrum Phosphoricum C30
  – 5-mal 5 Globuli
- Rumex C6 – 3-mal 5 Globuli

Hexenweisheit

Schokolade mit hohem Kakaoanteil lutschen und der Husten ist sofort weg!

5.3.18. Schnupfen

Pflanzenheilkunde und Aromatherapie

Inhalierzeit:

- ½ Handvoll frische Pfefferminzblätter
- ½ Handvoll frisches Spitzwegerichkraut
- ½ Handvoll Hanf

Gieße kochendes Wasser in eine große Keramikschüssel und gib alle Kräuter hinein. Bedecke deinen Kopf und die Schüssel mit einem Handtuch und atme den aufsteigenden Dampf so lange wie möglich ein. Am besten durch den Mund einatmen und durch die Nase wieder ausatmen, bis sich alles an Schleim gelöst hat. Auch empfehlenswert bei Asthmaanfällen, Heuschnupfen und Pseudokrupp bei Kindern.

Schnupfensalbe:

- 3 Tropfen Johanniskrautöl
- 3 Tropfen Majoran
- 2 Tropfen Eukalyptus
- 1 Tropfen Thymian
- 30 g Kakaobutter
- 15 g Sheabutter

So wird's gemacht:
Kakao- und Sheabutter erhitzen und unter Rühren die Aromatropfen dazugeben.
Leicht abkühlen lassen und in eine kleine, dunkle und verschlossene Dose füllen. Bei Bedarf unter der Nase auftragen.

Eukalyptusbad:

- 500 g Pfefferminzblätter
- 500 g Totes Meer Salz
- 500 g Hanfblätter
- 1 Becher Sahne

Blätter zu einem Brei verarbeiten, mit heißem Wasser überbrühen und 1 Stunde ziehen lassen. Abseihen und mit den anderen Zutaten ins Vollbad geben.

Für 25 Minuten entspannt baden und genießen. Danach mit Socken ins Bett legen.

Homöopathie

- Rescue Creme (Bachblüten) (Anwendung siehe Packungsbeilage)
- Schüssler Salz Nr. 3 (Anwendung siehe Packungsbeilage)

Hexenweisheiten

- Viel trinken; das hilft dabei, die Nasenschleimhäute von innen mit Feuchtigkeit zu versorgen.
- Senfmehlfußbad
- eine frische Zitrone halbieren und neben das Bett legen
- Frische Luft
- Bewegung
- Nahrungsergänzung vor allem Vitamin D/K und Vitamin C erheblich erhöhen.
- Vor dem Schlafen empfiehlt sich, eine Tasse Hanftee mit 1 g Hanfblüten weiblich für einen entspannten Schlaf zu genießen.

5.3.19. Pruritus/Hautjucken

Pflanzenheilkunde und Aromatherapie

- Nachtkerzenöl – täglich 3 TL zu sich nehmen
- Löwenzahnsaft – 2x täglich 2 cl
- Brennnesselsaft
- Hibiskus oder grüner Tee für Hautwaschungen
- Seetang auf die juckenden Stellen legen
- Ringelblumensalbe

Tee-Rezept:

- 20 g Stiefmütterchen
- 20 g Holunderblüten
- 20 g Rosenblüten
- 20 g Taubnessel
- 20 g Spitzwegerich

3x täglich.

Sanddorntee – wirkt von innen heraus:

- 20 g Apfelschalen
- 20 g Sanddornfrüchte
- 20 g Brombeerblätter
- 20 g Hagebutte
- 20 g Spitzwegerich

3x täglich

Omega-Kick:

- 50 g Walnüsse
- 40 g Mandeln
- 50 g Kürbiskerne
- 100 g Sesam
- 200 g Leinsamen
- 20 g Chiasamen
- 5 EL Bienenhonig
- 5 Datteln
- 20 ml Nachtkerzenöl

So wird's gemacht:
Nüsse und Körner schroten.
Dann Nachtkerzenöl und Honig unterrühren.
In einem Mixer gründlich pürieren.
In einem geschlossenen Glas ist die Mixtur ca. 3 Wochen im Kühlschrank haltbar. Dieses Rezept ist reich an essentiellen Fettsäuren, die nicht vom Körper selber gebildet werden.
Bei Hautjucken, Neurodermitis oder bei gereizter Scheidehaut 2 TL täglich zu sich nehmen.

Wickel mit Hanf Stiefmütterchentee:

Hanf mit Stiefmütterchen vermischen zu gleichen Teilen, einen Tee kochen und auf angenehme Temperatur bringen.
Mit einem Leinentuch den Bauch bedecken und 20 Minuten einwirken lassen, danach trocknen lassen. 2x täglich.
Wirkt wahre Wunder!

Haferstroh Vollbad – ein Geheimrezept aus den alten Zeiten:

- 50 g Stroh

Mit 2 Liter Wasser 30 Minuten kochen.
Den abgeseihten Sud in die Wanne geben.
Bade alle 2 Tage in einem frisch zubereiteten Sud (schwarze Brühe).

Vollbad im Akutfall:

1000 g Meersalz mit 6 Tropfen Zistrose und Melisse ins Badewasser geben. Nach dem Baden abduschen.

Hautöl:

- 4 Tropfen römische Kamille
- 1 Tropfen türkische Rose 10 %
- 1 Tropfen Pfefferminze
- 1 Tropfen Sandelholz

Mit 50 ml Jojobaöl vermischen, 3x täglich einreiben.

Neurodermitisöl:

- 2 Tropfen Zistrose
- 2 Tropfen Immortelle
- 50 % CBD Öl

Mit 10 ml Nachtkerzenöl vermischen

Raumduft:

- römische Kamille
- türkische Rose

Homöopathie

- Lycopodium C6, 5-mal 3 Globuli
- Calcium Carbonicum C6,
  Einmalgabe 7 Globuli
- Staphisagria C6, 3-mal 5 Globuli

Hexenweisheiten
Hautjucken in der Schwangerschaft geht wieder mit einem Mineral- und Spurenelementemangel einher. Die Hauptursache für Neurodermitis ist meist ein akuter Vitamin D Mangel, inklusive Magnesiummangel. Erstgeborene Kinder entgiften den Körper der Mutter und werden mit einer sehr hohen Schadstoffbelastung geboren. 330 Schadstoffe kann man in Nabelschnurblut nachweisen. Die Mangelernährung mit Weißmehlprodukten und pestizidhaltiger Kuhmilch, nicht gefiltertes Leitungswasser geben den Rest. Wie schon oft erwähnt in diesem Buch: Du bist, was du isst! Dein Kind wird sein, was du gegessen hast!

- Gesunde zuckerfreie Ernährung
- Täglich Gemüsesäfte
- Supplemente
- Hanfprodukte ins Leben integrieren

5.3.20. Innerliche Unruhe/Nervosität

Pflanzenheilkunde und Aromatherapie

Hier in diesem Abschnitt zeigt die Hanfpflanze wieder einmal, was sie leisten kann. Viele schwangere Weiber haben unendliche Ängste während der Niederkunft, die sich durch Unruhe, Nervosität, rumzicken und Hyperaktivität zeigen. Viele Weiber haben eine panische Angst vor der Niederkunft, weil sie ihre ENT-BINDUNG bereits traumatisch erlebt haben. Liebes, weißt du jetzt und hier liest du dieses Buch. Jetzt und hier ist alles gut. Niederkunft kannst du nicht mit dem Kopf begreifen. Du kannst sie nicht mit den Augen sehen und niemand kann sie dir beschreiben. Niederkunft musst du fühlen. Mit dem Herzen fühlen. Du bist die eine, die wahre Wunder vollbringt. Dein Baby ist ein Kind der neuen Zeit, dass Freiheit schafft auf unserer Erde. Glaube daran und der Rest kommt von ganz alleine. Hanf Sativa ist ein Zaubermittel bei Ängsten in der Schwangerschaft. Integriere ihn täglich in deinen Alltag. Nach ca. 3 Wochen sind dein Geist und deine Zirbeldrüse wieder im Einklang und du wirst immun gegen negative Suggestionen im Alltag. Dein Selbstbewusstsein steigt und du weißt, dass alles gut ist.

Einschlaftee:

- 1 g Kardamom
- 1 g weibliche Hanfblüten
- 10 g Lavendelblüte
- 5 g Malvenblüte
- 10 g Melissenblätter
- 5 g Orangenblüten

Mit 1 Liter kochendem Wasser aufbrühen und über den Abend verteilt trinken.

Nierenwickel für Körper und Seele:

- 2 TL Ingwerpulver
- Eine Prise Chili

½ Liter Wasser kochen und auf angenehme Temperatur abkühlen lassen.
Ingwerpulver und Chili einrühren.
Ein Leinentuch tränken und über die Nieren legen.
Eine Wärmflasche darüberlegen und alles mit einem Tuch abdecken.
10 Minuten einwirken lassen.
Dazu eine Tasse heiße Mandelmilch mit Honig.
Anschließend 10 % CBD Öl 5.

Fußbad:

- 2 Tropfen Lavendel fein
- 2 Tropfen Ylang-Ylang
- 2 Tropfen Jasmin

Hexenweisheit

Du kannst auch deine Füße ohne Bad mit der Aromamischung einreiben und warme dicke Socken anziehen.

Gute-Nacht-Bad:

Am besten morgens in ein Glas 300 g Meersalz füllen und zusätzlich diese Öle:

- 3 Tropfen Lavendel fein,
- 3 Tropfen Jasmin,
- 3 Tropfen Benzoe Siam.

Glas verschließen und am Abend als Badezusatz nutzen.

Öle zum Einreiben – diese Öle sind jeweils einzeln zu benutzen und für je 50 ml Mandelöl gedacht:

- 2 Tropfen Lavendel fein
- 2 Tropfen Mandarine rot
- 2 Tropfen Baldrian
- 2 Tropfen Sandelholz
- 2 Tropfen römische Kamille

Oder 3 Tropfen Lavendel fein auf ein Kopfkissen oder Nachthemd geben.

Rezept Raumduft:

- 1 Tropfen Lavendel fein
- 1 Tropfen Mandarine rot
- 1 Tropfen Sandelholz
- 1 Tropfen Orange

Homöopathie

- Bryophyllum von Weleda (Anwendung siehe Packungsbeilage)
- Avena Sativa Globuli von Weleda – entweder 15 Globuli direkt vor dem Schlafengehen oder 3–4-mal täglich 15 Globuli
- Opium D12 – 3-mal 7 Globuli
- Pulsatilla D6 – 4-mal 8 Globuli

Hexenweisheiten

- Spazieren gehen
- Meditation
- Versorge dich gut, hochwertige Bio-Lebensmittel, Supplemente – Du bist Liebe!
- Zucker, Süß- und Farbstoffe vermeiden, sie lösen Unruhe aus

5.3.21. Schwangerschaftsstreifen

Pflanzenheilkunde und Aromatherapie

Die häufigste Ursache für Schwangerschaftsstreifen ist Stress. Verantwortlich ist das Hormon Cortisol. Cortisol ist ein primäres Stresshormon, das unter Anspannung in der Nebennierenrinde produziert wird. Schwangere, die ständig unter Stress und Angst leiden, haben einen zu hohen Cortisolspiegel im Blut, der das Kollagen im Bindegewebe abbaut und so Schwangerschaftsstreifen entstehen lässt. Deswegen bekommen viele Weiber erst während der Entbindung im Krankenhaus oder im Wochenbett Schwangerschaftsstreifen im Brustbereich, zwischen den Oberschenkeln und im Bauchbereich.

Stiefmütterchentee:

- 500 g Stiefmütterchen (wenn möglich frisch gesammelt) & 1 Handvoll Hanfwurzeln Mit 1 Liter kochendem Wasser übergießen.
- 2 Tassen Tee pro Tag trinken.

Hexenweisheit

Bei juckenden brennenden Schwangerschaftsstreifen.

Tee abkühlen lassen und ein Leinentuch damit tränken.
15 Minuten auf die brennenden juckenden Stellen legen.

Schwangerschaftsstreifenmilch:

- 10 ml Ceres Hedera Helix-Urtinktur (Efeu)
- 10 ml Hamameliswasser
- 20 ml Ringelblümenöl

- 20 Tropfen ätherisches Rosmarinöl
- 10 Tropfen ätherisches Zitronenöl
- 10 Tropfen ätherisches Zedernöl
- 150 ml neutrale Grundemulsion (erhältlich in der Apotheke)

Alle Bestandteile nacheinander in die Grundemulsion einrühren und kräftig schütteln. Gekühlt aufbewahren.

Streifenöl:

- 1 Tropfen Lavendel fein
- 1 Tropfen Mandarine rot
- 1 Tropfen Neroli 10 %
- 1 Tropfen Karottensamenöl
- 10 % CBD Öl
- In 10 ml Jojobaöl

Oder:

- 1 Tropfen Litsea
- 1 Tropfen Lavendel fein
- 1 Tropfen Zeder
- 1 Tropfen Mandarine rot
- 10 % CBD Öl

In 10 ml Jojobaöl 2x am Tag massieren und zupfen.

Hexenweisheit zur Vorbeugung

- 5 Tropfen Lavendel fein
- 5 Tropfen Neroli

- 5 Tropfen Rose
- 5 Tropfen Kamille
- 25 ml Mandelöl
- 25 ml Nachtkerzenöl
- 50 ml Weizenkeimöl
- 50 ml Hanfsamenöl

Das Öl eignet sich perfekt für die Vorbeugung von Schwangerschaftsstreifen. Ab der 20. SSW mit dem Zupfen und Massieren beginnen.

Hexenweisheit

Zupfen und massieren 2x 15 Minuten täglich – Po, Oberschenkel und Brust nicht vergessen!
Bei Stress morgens und abends Hanftee mit 1 g Indica trinken

5.3.22. Schutz vor Mosquitos

Pflanzenkunde und Aromatherapie

- Bei Mosquitostichen ist Heilerde das Heilmittel schlechthin.
- Lavaerde
- Panthenol Spray
- erste Hilfe sofort pur 30 % CBD Öl raufschmieren

Basilikum-Öl bei Insektenstichen (250 ml):

- 3 Handvoll Basilikumblätter (afrikanisches-, Zimt- oder Thaibasilikum)
- 2 TL Zitronensaft
- 250 ml mildes Olivenöl

Blätter waschen, trocknen und feinhacken.
Öl und Zitronensaft dazugeben und vermischen. In eine braune Flasche füllen und kühl lagern. Für die äußere und innere Anwendung bei Juckreiz mehrmals täglich nach Bedarf.

Mosquitostich-Heilsalbe:

- 3 Tropfen Zitrone
- 3 Tropfen Weihrauch arabisch
- 2 Tropfen Eukalyptus
- 1 Tropfen Ingwer
- 1 Tropfen Lavendel fein
- 1 Tropfen Majoran
- 1 Tropfen Neroli
- 1 g Indica
- 30 g Kakaobutter
- 15 g Sheabutter

So wird's gemacht: Kakao- und Sheabutter erhitzen und unter Rühren die Aromatropfen dazugeben. Hanfblüten zu feinem Pulver verarbeiten. Hinzufügen und verrühren.

Leicht abkühlen lassen und in ein kleine, dunkle, verschlossene Dose füllen. Bei Bedarf auf die jukkenden Stellen auftragen.

Hexenweisheit

Nerolihydrolat bei Mosquitostichen:
Nerolihydrolat ist immunstärkend, hautpflegend, beruhigend und antibakteriell. Hydrolate bestehen aus dem Kondenswasser, das als Beiprodukt bei der Herstellung von ätherischen Ölen entsteht. Die pflanzlichen Inhaltsstoffe werden im Wasser gebunden, welches farbloser ist als Wasser- oder Ölauszüge. In Hydrolaten sind noch viele wertvolle Substanzen der Ursprungspflanze enthalten, weshalb sich Hydrolate sehr vielseitig einsetzen lassen.

Nerolihydrolat – so wird's gemacht

Fülle Wasser in einen Topf (mindestens 250 ml) und setze ein Sieb so in den Topf ein, dass es noch ausreichend Abstand zum Topfboden aufweist (zur Not eignen sich auch Espressotassen, um den nötigen Abstand zu sichern). In das Sieb stellst du eine Tasse oder eine kleine Schüssel, die den Topfrand nicht überragen sollte.

Platziere die Pflanzenteile des Nerolibaumes im Sieb rund um das kleine Gefäß und achte darauf, dass sie nicht mit Wasser in Berührung kommen. Der Deckel wird verkehrt herum auf den Topf gelegt, so dass sich der Griff über der Tasse beziehungsweise der Schüssel befindet.

Er sollte gut schließen.
Erwärme nun das Wasser bei mittlerer Hitze. Das Wasser kondensiert und wird am schrägen Deckel über den Griff in den dafür vorgesehenen Behälter tropfen.
Das fertige Hydrolat kannst du nun in Schraubgläser oder fest verschließbare Flaschen füllen, es ist einige Wochen lang haltbar.
Mit Alkohol vermischt (12–15 % Alkoholgehalt bezogen auf die gesamte Flüssigkeit) hält es sich sogar über ein Jahr.
Hinweis: Die Gefäße sollten vor Benutzung unbedingt desinfiziert werden, um Keimen im Hydrolat vorzubeugen. Das geht gut mit Alkohol, kochendem Wasser oder Soda.

Hexenweisheit

Macht euch auf die Suche nach einem Termitenhügel und füllt die aufgetragene Erde der Termiten in eine Dose. Reibt euch mit der Termitenerde alle freien Hautstellen ein.
Mosquitos mögen den Duft von Termitenspeichel nicht und ihr seid richtig gut geschützt. Für Ausflüge in den Dschungel oder Übernachtungen in freier Natur ideal und gerade für Babys ein Segen.

5.4. Niederkunft

Es heißt, Hanf tröste und stärke Herz und Geist. Es wird Menschen verabreicht, die zu Nervosität und Ängstlichkeit neigen, schwache seelische und/oder körperliche Abwehrkräfte haben und das chronische Bedürfnis nach Schutz und Sicherheit verspüren. Die Hanfpflanze wird mit Schocks und Traumata sowie dem Ausdruck heftiger Emotionen, vor allem Liebe, in Verbindung gebracht. Als ein Sonnenkraut wird Cannabis zur Mäßigung der Exzesse von Saturn angewendet – d. h. Ärger/Wut, Angst, Ekel, Freude, Trauer, Überraschung, Verachtung.
Sie hilft gegen „Hitzköpfigkeit" und ihr typisches Symptom – stechende Kopfschmerzen – sowie gegen Unbesonnenheit, Intoleranz und Leichtsinn. Sie hat eine „glättende" Wirkung und lindert Reizbarkeit. Es herrscht zu viel Energie in der heutigen Entbindungsindustrie, und Hanf kann uns helfen, sie auszubalancieren.
Im heutigen Brasilien leben rund 900.000 Indigene in circa 305 verschiedenen Völkern. Sie machen damit 0,4 % der brasilianischen Bevölkerung aus. Auch im Südpazifik gibt es immer noch ein paar Inseln, die von Naturvölkern bewohnt werden. Dort konsumieren Weiber unter der Geburt reinen Cannabis, um eine schmerzarme Niederkunft zu erleben. Dadurch haben sie völlig entspannte und ruhige Niederkunftserlebnisse. Alle Verspan-

nungen und Ängste sind gelöst und sie befinden sich im weiblichen Ur-Mysterium der Niederkunft wieder.
Weiber dieser Welt gebären neues Leben. Friedlich, angstfrei und im Kreis von Weibern. Ein heiliger Akt der Weiberlichkeit. Cannabis wird in vielen Kulturen der Naturvölker als wertvolles Geschenk und universelles Heilmittel gesehen. Hinzu kommt, dass viele Kinder der Naturvölker eine sehr hohe emotionale Intelligenz besitzen, die der Heilpflanze Hanf zugeschrieben wird. Der Nachwuchs der Naturvölker ist vitaler, schneller in der motorischen Entwicklung und das Reaktionsvermögen der Säuglinge ist ausgeprägter und effektiver. Sie haben bis ins Kindesalter ein natürliches Hungergefühl und ein Gespür für eine natürliche gesunde Lebensweise.
Auffallend ist auch, dass Weiber während der Niederkunft und im Wochenbett ausschließlich keine Komplikationen aufweisen. Das Stillen klappt ausnahmslos und der weibliche Körper hat sich meist nach wenigen Tagen vom Niederkunftsgeschehen erholt.

Hexenweisheit

Mache dich schon in der Schwangerschaft mit der Heilpflanze Hanf in Form von Globulis und Hanfkapseln bekannt. Je nach Beschwerde genieße auch die Vorteile des CBD Öls.

Bei beginnender Wehentätigkeit baue dir langsam einen Spiegel mit CBD Öl auf. CBD Öl AB 30 % ist hier ratsam. Beginne 4-stündlich bei beginnender Wehentätigkeit mit 4 Tropfen. Mit zunehmender Wehentätigkeit alle 2 Stunden 10 Tropfen und in der Niederkunftsphase 20 minütlich 2 Tropfen. Zusätzlich bestreiche den Damm und auch die Vagina innerlich mit CBD-Öl großzügig 2-stündlich. Frische Hanfauflagen in Kaffee getränkt in der Niederkunftsphase als Dammschutz wirken wahre Wunder.
Mamas, die reine Cannabis Raucherinnen waren oder nach der Stillzeit wieder sind:

- bei beginnender Wehentätigkeit 2 Züge reines hochqualitatives reines Gras (ohne andere Zusätze) rauchen
- bei Wehentätigkeit 2 Züge
- Latenzphase 1 Zug
- Niederkunftsphase 2 Züge
- Du kannst das Ganze mit CBD Öl 20 % kombinieren alle 3 Stunden a 3 Tropfen

Wichtiger Hinweis: Wenn du als schwangeres Weib noch nie in deinem Leben Cannabis geraucht oder damit in Berührung gekommen bist, dann beginne damit nicht während der Niederkunft! Das kann sich negativ auf den Niederkunftsverlauf auswirken.

Dammschutz – Hanf-Kaffee-Auflage

- 1 Handvoll Hanfblätter
- 5–8 g Hanfblüten
- 3–5 EL Kaffeesud

Hanfblätter zu Brei verarbeiten. Kaffeesud (je feiner, je besser) langsam untermischen, bis ein zäher, aber doch cremiger Brei entsteht. Hanfblüten so fein wie möglich hinzufügen. Große Mullkompressen damit bestreichen und in der Niederkunftsphase an den Damm bringen. Besser geht es nicht. :-)
P. S.: Wenn eine Mama ihr Baby in einer staatlichen Einrichtung zur Welt bringt, sollte die Mama darauf achten, alle Tinkturen und Mischungen so mitzuführen, dass sie entspannt an den Jägern und Buschmännern vorbeikommt. Fressfeinde lauern überall.

Hanfkakao bei Blasensprung:

Hochwertigen Kakao mit 250 ml Rohmilch und Kakaogewürzen aufkochen, 1 g frischen Hanf aufbrühen und trinken. Regt die Wehentätigkeit an und eröffnet schnell den Muttermund.

5.5. Wochenbett

5.5.1. Belegte oder offene Naht des Dammes oder nach Kaiserschnitt

Pflanzenheilkunde und Aromatherapie

Wundheiltee:

- 50 g Frauenmantel
- 20 g Ringelblumen
- 20 g Schafgabe
- 10 g Arnika
- 0,3 g Indica

Zutaten mischen und 2 TL pro Tasse überbrühen. 12 Minuten ziehen lassen. 5 Tassen täglich.

Calendula Essenz

Wundheilsalbe bei Kaiserschnittnarben (50 g):

- 20 g frisches blühendes Veilchenkraut
- 5 Tropfen Rosenöl
- 1 Tropfen Jasminöl
- 20 g Carnaubawachs
- 10 ml Olivenöl

So wird's gemacht:
Das Veilchenkraut zerkleinern und mit dem Olivenöl und dem Carnaubawachs in einem Wasserbad unter ständigem Rühren erhitzen.
Wenn sich das Wachs verflüssigt hat, noch einige Minuten umrühren und dann den Brei abseihen.
Leicht abkühlen lassen und die ätherischen Öle unterrühren.
Die erkaltete Creme mit einem Messer oder Spachtel in ein Glas füllen und im Kühlschrank aufbewahren.
Die Salbe ist zur täglichen Pflege der Kaiserschnittnarbe geeignet.

Ringelblumensalbe bei schlecht heilenden Wunden (50 g):

- 20 g Ringelblumen
- 20 g Johanniskraut
- 20 Tropfen Beinwelltinktur
- 20 g Rosenwachs
- 10 g Sheabutter
- 1 g Indica

So wird's gemacht:
Die Kräuter zerkleinern.
Rosenwachs und Sheabutter unter Rühren im Wasserbad erhitzen.
Wenn sich das Wachs und die Butter verflüssigt haben, Kräuter unterrühren.

Leicht abkühlen lassen und Beinwelltinktur unterrühren.
Die erkaltete Creme mit einem Messer oder Spachtel in ein dunkles Glas füllen und aushärten lassen.
Auf die geröteten und entzündeten Stellen auftragen.

Wundbalsam:

- 6,25 ml Myrrhentinktur
- 5 Tropfen Rosenöl
- 5 Tropfen Myrrhenöl
- 1 g Weihrauchharz gepulvert
- 4 g gelbes Bienenwachs
- 44 ml Mandelöl

So wird's gemacht:
Das Mandelöl zusammen mit dem Bienenwachs in ein Glas geben und im Wasserbad erhitzen.
Sobald sich das Bienenwachs vollständig aufgelöst hat, das Glas aus dem Wasserbad nehmen.
Unter ständigem Rühren ein wenig abkühlen lassen und dann die Tinktur, den Weihrauch und die ätherischen Öle hinzufügen und weiterrühren.
Noch im leicht flüssigen Zustand in Döschen füllen und im Kühlschrank lagern. Bei chronischen Wunden, veralteten Narbenwülsten oder bei Dammekzemen mehrmals täglich dünn auftragen.

Sitzdampfbad zur Desinfektion:

- 5 Tropfen Lavendel fein
- 3 Tropfen Teebaumöl
- 1 Tropfen Rose

Die Öle in 1 Liter kochendes Wasser geben.Das Sitzdampfbad 1-2x täglich durchführen.

Sitzbad bei Schmerzen der Dammnaht:

- 5 g Goldrute
- 5 g Taubnessel
- 5 g Ringelblumen
- 5 g Rotklee
- 5 g Wundkleeblüten

Mischen, mit 2 Liter kochendem Wasser übergießen und 30 Minuten ziehen lassen.
Abseihen und dem Sitzbadwasser beimengen. 1x täglich 20 Minuten.
Danach den Intimbereich trockenföhnen und mit 30 % CBD Öl (oder höher) bestreichen. Die Schmerzen verfliegen im Nu.

Weitere Sitzbäder:

- Totes Meer Salz-Sitzbad
- Sitzbad mit Eichenrinde
- Tannolact-Sitzbad

Lavendel fein lässt Wunden schneller heilen, kann Sepsis und Narbenbildung verhindern. Dieses Öl hat sich besonders bewährt bei allen Problemen mit Verletzungen im Dammbereich, auch wenn sich das Nähen nicht vermeiden ließ.

Homöopathie

- Arnica C30 – 6-mal 5 Globuli
- Staphisagria C30 – 3-mal 7 Globuli

Hexenweisheit

- Wochenbett 12 Wochen einhalten!!!!!
- Infrarotlicht 2x am Tag nicht länger als 15 Minuten
- Frische Luft und Sonne (ruhig breitbeinig in die Sonne legen und am besten vorher im Meer schwimmen gehen)
- Nicht viel laufen, tragen, stehen
- Keinen Sitzring benutzen
- Eventuell Fäden ziehen lassen
- Keine Angst vor dem WC-Gang – eventuell das große und kleine Geschäft gleichzeitig mit warmem Wasser spülen (Duschkopf in die Toilette halten)
- Wichtig für Weltenbummler: Bitte bei Dammverletzungen die ersten 2 Wochen das große und kleine Geschäft im Sitzen verrichten, nicht im Hocken
- Heilwolle – ein Zaubermittel

5.5.2. Lochialstau (Wochenflussstau)

Pflanzenheilkunde und Aromatherapie

Rübi-Tee:

- 3 TL Hirtentäscheltee
- Eine kleine Zimtstange

Hirtentäscheltee und Zimtstange mit 1 Liter kochendem Wasser überbrühen und 10 Minuten ziehen lassen. Über den Tag verteilt trinken.

Oder:

- 3 TL Damianablättertee

Mit 1 Liter kochendem Wasser überbrühen und 10 Minuten ziehen lassen. 3x 1 Tasse täglich.

Wochenflusstee:

- 30 g Beifußkraut
- 20 g Beifußwurzel
- 20 g Eberraute
- 10 g Liebstöckel
- 20 g Rosmarin
- Prise Hanfblüten

Kräuter mischen und 2 TL pro Tasse mit kochendem Wasser überbrühen.

8 Minuten ziehen lassen. 4 Tassen über den Tag verteilt trinken.

Gänseblümchentee:

- 50 g Gänseblümchen
- 20 g Weibermantelkraut
- 20 g Zinnkraut
- 10 g Hirtentäschelkraut

Kräuter mischen und 2 TL pro Tasse mit kochendem Wasser übergießen. 2 Tassen am Tag trinken.

Rübischnaps:

- 100 g Damianablätter
- 2 EL Melissenblätter
- 2 g Hanfblüten
- 2 Nelken
- 5 Stangen Zimt
- 1 frische Vanilleschote
- 50 g Kandis
- 1 Liter guten Wodka

Die Nelken zerkleinern und mit allen anderen Zutaten in ein Schraubglas geben. Nun alles mit dem Wodka übergießen und 3 Wochen an einem warmen Ort ziehen lassen. Nach 3 Wochen abseihen und kühl stellen. Bei Lochialstau 1 Fingerhut von dem Schnaps morgens und abends trinken.

Rückbildungselixier (in der Apotheke herzustellen):

- 20 ml Acidum Silicicum (Kieselsäure) Dil D6
- 20 ml Alchemilla Vulgaris Urtinktur (Weibermantel)
- 20 ml Bellis Perennis (Gänseblümchen) Dil D3
- 20 ml Helonias (Einhornwurzel) Dil D2
- 20 ml Stannum Metallicum (Zinn) Dil D8

Fördert die Rückbildung der Gebärmutter.
8 Wochen lang 2-3 x tgl. 20 Tropfen im Mund zergehen lassen.
Später 20 Tropfen 30 % CBD Öl hinzufügen

Fußbad mit Senfmehl

Wochenbettschutzräucherung:

- 1 EL Wacholderbeeren
- 1 EL Eberraute
- 2 EL Beifußkraut
- 1 EL Angelikasamen
- 2 TL Rosmarin

Alle Heilkräuter miteinander mischen und mörsern, bis eine Mischung entsteht.
In einem feuerfesten Gefäß Räucherkohle entzünden.

Wenn die Kohle glüht, 1 EL der Mischung auf die Kohle geben und den Raum (das Haus) damit abgehen. Es reinigt den Raum vor negativen Schwingungen und schützt Mutter und Kind.

Homöopathie

Arnica C 30 – 5-mal 7-8 Globuli Hanfkapseln 3 x tägl.

Hexenweisheit

- Häufiges Anlegen
- Bauchlage
- Bauchmassage 3 x tägl. 20 min
- Ruhe, Ruhe, Ruhe!
- Oft die Blase entleeren
- Einlauf
- Akupunktur und Schröpfen

Auch hier im Wochenbett MUSS auf eine Zufuhr von Mineral- und Vitalstoffen geachtet werden. Proteinshakes sollten mindestens 2 x täglich auf dem Speiseplan stehen. Hochwertige Aminosäuren fördern den Wochenfluss.

5.5.3. Zu wenig Milch

Hanf als Muttermilchbooster: Ein Überblick

Hanf gilt als effektiver Booster für die Muttermilchproduktion. In der Regel produziert eine Mutter so viel Milch, wie ihr Baby benötigt. Das Rufen des Babys und das Saugen an der Brust stimulieren die Milchbildung entsprechend dem Bedarf. Ein Milchmangel kann jedoch verschiedene Ursachen haben, häufig sind Stress oder gesundheitliche Faktoren wie Blutarmut und Erschöpfung nach der staatlichen Entbindung verantwortlich.

Wenn eine Mutter körperlich mangelhaft mit Mineralstoffen und Spurenelementen versorgt ist, spiegelt sich dies in der Qualität der Muttermilch wider. Ein Mangel an Muttermilch führt oft zu nervösen, unruhigen und ständig hungrigen unausgeglichenen Babys.
Hier kommt das Endocannabinoidsystem ins Spiel. Was ist das Endocannabinoidsystem?
Das Endocannabinoidsystem (ECS) ist ein Teil des menschlichen Nervensystems und wird auch als endogenes Cannabinoid-System bezeichnet. Zu den zentralen Bestandteilen gehören die Cannabinoid-Rezeptoren CB1 und CB2 sowie die körpereigenen Cannabinoide, auch Endocannabino-

ide genannt. Diese binden an die Rezeptoren und aktivieren sie, was eine wichtige Rolle im Gleichgewicht des Körpers spielt.
Zusammengefasst könnte die Unterstützung des Endocannabinoidsystems durch Hanf eine sinnvolle Ergänzung für Mütter darstellen, um die Milchproduktion zu fördern und die allgemeine Gesundheit zu verbessern.

Regulation des Endocannabinoidsystems
Das Endocannabinoidsystem (ECS) spielt eine zentrale Rolle bei der Regulierung zahlreicher Prozesse in unserem Körper. Es beeinflusst unsere Stimmung, den Appetit, das Gedächtnis sowie entzündliche Vorgänge und ist darauf ausgelegt, ein gesundes Gleichgewicht im Organismus aufrechtzuerhalten.

Funktion der Cannabinoid-Rezeptoren
Die Cannabinoid-Rezeptoren, insbesondere die CB1-Rezeptoren, wurden erstmals im Jahr 1990 identifiziert. Diese Rezeptoren sind vor allem im Gehirn, aber auch im zentralen Nervensystem und in verschiedenen Organen lokalisiert. Der CB1-Rezeptor hat eine hohe Affinität zu THC (Tetrahydrocannabinol) und ist maßgeblich für Funktionen wie Gedächtnis, Stimmung, Appetit, Schlaf und Schmerzempfindung verantwortlich.

Lokalisation und Wirkung der Cannabinoid-Rezeptoren

CB1-Rezeptoren befinden sich primär in den Nervenzellen. Im zentralen Nervensystem tragen sie dazu bei, die Aktivität der Neurotransmitter zu regulieren, indem sie ein Gleichgewicht zwischen Über- und Unteraktivität herstellen. Neurotransmitter wie Serotonin, Dopamin, Glutamat und Noradrenalin sind entscheidend für viele physiologische Prozesse und deren Regulation.

Wirkung von Cannabinoiden

Cannabinoide, einschließlich THC und CBD (Cannabidiol), interagieren mit dem Endocannabinoidsystem, indem sie an die Cannabinoid-Rezeptoren binden. Diese Wechselwirkungen führen zu verschiedenen Effekten. Studien haben gezeigt, dass CBD schmerzlindernde, entzündungshemmende und angstlösende Eigenschaften aufweist. Dadurch könnte es eine wertvolle Unterstützung für Menschen mit unterschiedlichen Gesundheitsbedürfnissen darstellen.

Der größte Anteil von Cannabinoiden befindet sich in der Muttermilch, was darauf hinweist, dass das Endocannabinoid-System eine wichtige Rolle bei der Regulierung des Hungergefühls und der Gesundheit von Säuglingen spielt. Es unterstützt die Nährstoffaufnahme und trägt zur Balance der Rezeptoren im Körper bei. Diese Balance ist eng

mit der Zufuhr von Nährstoffen wie Proteinen, Mineralstoffen, Spurenelementen und Vitaminen verbunden.
Wenn eine Mutter gut mit diesen Nährstoffen versorgt ist, kann ihr Kind in der Regel ruhiger und zufriedener sein. Ein häufiges Hungergefühl bei Babys, insbesondere während der frühen Morgenstunden, kann auf eine unzureichende Nährstoffversorgung hindeuten.
Die Heilpflanze Hanf, insbesondere in Form von CBD-Öl, wird oft als unterstützend für die Gesundheit während der Stillzeit betrachtet.

Die regelmäßige Einnahme von CBD-Öl und die Integration von Hanf in die Ernährung der Mutter wird nicht nur deren Vitalität steigern, sondern auch das Wohlbefinden, den Intellekt und die Gesundheit des Kindes fördern.

Pflanzenheilkunde und Aromatherapie

- Brennnessel: milchbildend und kräftigend
- Fenchel: milchbildend
- Kümmel: milchbildend
- Geißklee: milchanregend und verbessert die Milchqualität
- Weibermantel: verbessert die Milchqualität

- Mönchspfeffer: verbessert die Milchqualität
- Kokosschalentee aus Bali

Hexenweisheit für Weltenbummler

- frische Kokosnuss (das Wasser und das Fruchtfleisch) für die Mutter, sie steigert die Milchproduktion. Frisches Kokosnusswasser kann auch dem Säugling bei heißen Temperaturen zusätzlich gegeben werden. In Kokosnusswasser sind alle Mineralstoffe und Elektrolyte für das Baby enthalten.
- Grünes Fenchelkraut frisch entsaftet ist der Milchbildungsbooster schlechthin
- Grünes Fenchelkraut mit Hafermilch
- In allen Speisen tagsüber Fenchelwurzel hinzufügen
- Haferbrei mit frischen Früchten

Milchbildungstee, auch zur Verbesserung der Milchqualität:

- 20 g Brennnessel
- 20 g Fenchelfrüchte
- 20 g Frauenmantel
- 20 g Geisenklee
- 20 g Kümmel

2 TL mit 500 ml kochendem Wasser überbrühen.
3 x 1 Tasse pro Tag trinken und 1 Tropfen CBD Öl 10 %

Ayurvedischer Milchbildungsmix:

- 50 g Mandeln
- ½ TL Kardamom
- ½ TL Zimt
- 50 g Kokosnussraspeln
- ½ – 1 EL Ghee
- Sharkara (ayurvedischen Rohrzucker)

Mandeln, Kardamom und Zimt mahlen und mit den Kokosnussraspeln vermischen.
Alles in ½-1 EL Ghee leicht anrösten.
Nach Geschmack Sharkara hinzufügen. Davon täglich 1–2 EL genießen.

Milchbildungscocktail:

- 1TL Mandelmus
- 1 TL Sesammus
- 1 TL Weizenkeime
- 1 TL Hefeflocken
- 1 Banane
- 1 Glas Hafermilch

Ein Glas pro Tag steigert die Milchmenge.

Milchbildungskugeln:

- 1 kg Weizen-Gerste-Hafer-Mischung (zu gleichen Teilen)
- 1 Handvoll gehackte Cashewnüsse
- 3 TL Hanfpulver
- 2 EL Proteinpulver
- 1 g Hanfblüten sehr fein
- 200 g Honig
- 350 g Kokosöl

Weizen, Gerste und Hafer mischen und für 6 Stunden in Wasser einlegen.
Trocknen lassen und grob schroten.
In einer Pfanne leicht anrösten.
Kokosöl dazugeben und mit 1 Glas Wasser (oder mehr) einrühren.
Cashewnüsse, Hanfpulver und Proteinpulver und Honig unterrühren.
Kleine Kugeln mit ca. 2 cm Durchmesser formen und bei Milchmangel essen.

Milchbildungsöl:

- 2 Tropfen Anisöl
- 2 Tropfen Fenchelöl
- 2 Tropfen Karottensamenöl
- 2 Tropfen Koriandersamenöl
- 2 Tropfen Kreuzkümmelöl

Mit 50 ml Mandelöl vermischen.
Immer nach dem Stillen mehrmals täglich auftragen und einen feucht warmen Umschlag auf die Brüste legen. Das Ganze mit einem warmen Handtuch abdecken.

Homöopathie

- Galega D6 – 3-mal 5 Globuli
- Agnus Castus D4 – 1–2-mal stündlich 5 Globuli

Hexenweisheiten

- Häufiges Anlegen
- Stress reduzieren
- Viel mit dem Baby kuscheln
- Viel trinken
- Positives Mindset!
- Malzbier – 1 Flasche pro Tag –1 Glas süßen Sekt

5.5.4. Zu viel Milch

Weit häufiger als der Milchmangel kommt der Milchüberschuss bei den Weibern vor. Bei vielen Weibern tropft die Milch aus den Brüsten, sobald irgendwo ein Baby schreit. Vorübergehend kann der Milchüberschuss abgepumpt werden, doch regt dieser Vorgang die Milchbildung wieder an. Sofort mit allen Hanfprodukten aufhören!

Pflanzenheilkunde und Aromatherapie

- Pfefferminztee: 1 Tasse pro Tag
- Salbeitee: 1 Tasse pro Tag
- Küchenschelle: erste Hilfe bei Milchüberschuss
- Retterspitzumschläge

Milchhemmöl:

- 10 Tropfen Salbeiöl
- 10 Tropfen Zitrone
- 10 Tropfen Pfefferminze
- 10 Tropfen Rosmarin

Mit 30 ml Mandelöl vermischen. Nicht einmassieren, nur auftragen.
Dazu eine kalte Kompresse über die Brüste legen.

Homöopathie

- Phytolacca Urtinktur D4 (Anwendung siehe Packungsbeilage)
- Phytolacca D1 – 3-mal 6 Globuli
- Apis D6 – 3-mal 5 Globuli

Hexenweisheit

- Straffen BH tragen
- Nur eine Brust pro Mahlzeit geben
- Nicht zwanghaft viel trinken
- Hanf reduzieren

5.5.5. Milchstau

Ein Milchstau kann tatsächlich ein Zeichen für einen gestressten und unterversorgten Körper sein. In solchen Situationen hat der Körper viele verschiedene Baustellen, die er gleichzeitig zu bewältigen versucht. Die Prioritäten liegen oft auf der Erhaltung der Gebärmutter, der täglichen Versorgung des mütterlichen Körpers, der Milchbildung für das Kind und der Unterstützung der Gehirnfunktion der Mutter. Es ist nicht verwunderlich, dass in diesem komplexen Zusammenspiel manche Bereiche vernachlässigt werden.
Um einen Milchstau zu vermeiden oder zu behandeln, ist es wichtig, Ruhe zu finden und sich Zeit für die eigene Erholung zu nehmen. Bettruhe kann

in diesem Fall hilfreich sein. Die Aufnahme von hochwertigen Nährstoffen, insbesondere durch Supplemente und eine ausgewogene, pflanzenbasierte Ernährung, spielt eine entscheidende Rolle. Beeren wie Heidelbeeren und Himbeeren können dabei eine wertvolle Ergänzung sein, da sie reich an Antioxidantien und Vitaminen sind.
Letztlich ist es entscheidend, dass die Mutter sich wohlfühlt und gesund ist, da dies direkt das Wohlbefinden der gesamten Familie beeinflusst. Ein ausgewogenes Nährstoffangebot und ausreichend Ruhe können dazu beitragen, die Balance im Körper wiederherzustellen und die Milchproduktion zu unterstützen.

Pflanzenheilkunde und Aromatherapie

Kermesbeerentee:

- 2 TL des Tees mit 1 Liter Wasser überbrühen und für 20 Minuten ziehen lassen. Im Akutfall trinken.

Retterspitzumschläge mit Quark mischen und 15 Minuten auf die Brüste legen

Hexenweisheit

Kartoffelumschläge:

- 4 große Kartoffeln

Kartoffeln kochen. Jeweils 2 Stück leicht angedrückt in ein Leinentuch geben und auf die Brüste legen. So heiß wie möglich, alle 3 Stunden Umschläge auflegen!
Danach jeweils 15 Minuten kühlen. Am nächsten Tag wiederholen.
Dabei strikte Bettruhe halten. Das Kind nach Bedarf anlegen.

Hanf-Leinsamenkompresse:

- 300 g Leinsamen
- 5 EL Hanfpulver
- 1 Stück geriebener Ingwer
- 2 Wärmflaschen

Leinsamen mit Wasser zu einem dicken Brei kochen und ihm den geriebenen Ingwer und Hanfpulver unterrühren.
Messerdick auf die Brüste auftragen und mit einem Leinentuch abdecken.
Die Wärmflaschen darüberlegen. Für 45 Minuten ruhen.
Gegebenenfalls im Akutfall alle 4 Stunden wiederholen.

Quarkwickel:

- 10 Tropfen Lavendelöl
- 10 Tropfen Weihrauch
- 10 Tropfen Rose
- 1 Tropfen Fenchel süß

- 1 Tropfen Koriander
- 500 g Quark gekühlt

Auf beide Brüste auftragen. Mit feuchten Leinentüchern bedecken und unter einer dicken Decke im Bett ruhen.

Homöopathie

Phytolacca C30 – 2-mal 6–7 Globuli

Hexenweisheiten

- Beim Stillen Knoten ausmassieren
- Wenn große Geschwisterkinder vorhanden sind, die Brüste einmal von diesen komplett leersaugen lassen
- Besuch reduzieren
- Stress reduzieren
- Hochqualitativ ernähren
- Geschwisterkinder unterbringen
- Hilfe in Anspruch nehmen
- Infrarotlicht 2 x am Tag

5.5.6. Wunde Brustwarzen

Pflanzenheilkunde und Aromatherapie

Hier zeigt ein hochqualitatives CBD Öl, was es alles leisten kann, und zeigt seine ganze Heilkraft in Sekundenschnelle.
CBD Öl 30 % und höher direkt auf wunde, schmerzende Brustwarzen äußerlich auftragen und du merkst sofort, wie der Schmerz in Sekundenschnelle nachlässt. Eine Meisterleistung der Natur. Kein anderes Medikament ist dazu imstande. Einen Tag regelmäßig angewendet und du hast eine 80 % Verbesserung am Tagesende.

Weitere Hilfsmittel:

- Hametum Salbe
- Zinnhütchen

Brustwarzenpflege (50 g):

- 20 g Ringelblumen
- 20 g Melissenblätter
- 20 Tropfen Rosenöl
- 20 g Rosenwachs
- CBD Öl 30 % und höher
- 10 g Sheabutter

So wird's gemacht: Die Kräuter zerkleinern.

Wachs und Butter unter Rühren im Wasserbad erhitzen.
Wenn sich das Wachs und die Butter verflüssigt haben, Kräuter unterrühren.
Danach in ein dunkles Glas füllen und aushärten lassen.
Dünn auf die geröteten und entzündeten Brustwarzen auftragen.

Homöopathie

Silicea Gelee (Anwendung siehe Packungsbeilage)

Hexenweisheit

- Heilwolle – das A und O!!!!
- Soor (Pilzinfekt) ausschließen
- Luftdurchlässige Stilleinlagen

Hexenweisheit für Weltenbummler

- Muscheln über die Brustwarzen legen. Am besten selbst am Strand sammeln und dann in den BH legen. Dort sammelt sich die Muttermilch und mit dem Kalk zusammen heilen die Brustwarzen schnell ab.
- Wasche kurz vor und nach dem Stillen deine Brustwarzen mit abgekochtem warmen Wasser und reibe sie nach dem Stillen mit Ghee (geklärtes Butterfett) ein, um Risse und Schrunden zu vermeiden.

- Viel oben ohne an die Luft
  und in der Sonne liegen.

5.5.7. Raynaud-Syndrom

Das Raynaud-Syndrom ist ein Vasospasmus (Gefäßkrampf), der normalerweise an Händen und
Füßen vorkommt. Die Finger werden weiß und schmerzen. Es kann aber auch an der Brustwarze vorkommen. Die Brustwarze sieht von außen völlig gesund aus, verfärbt sich aber während und nach dem Stillen für kurze Zeit weiß und bleibt nicht wie bei einem Soor (Pilzinfekt) dauerhaft weiß. Man hat Schmerzen, wenn man das Baby anlegt. Dieser Schmerz kann sich durch die gesamte Stillzeit ziehen. Viele Gynäkologen und Hebammen ignorieren das Problem und die Mütter werden nicht ernst genommen.

Das Raynaud-Syndrom hat eine generelle Ursache. Symptome zu bekämpfen ist eine Sache, aber die Ursache zu beheben die Lösung.

Lösung:
Regelmäßige Einnahme von NADH-Coenzym-1

Was ist NADH?
NADH, kurz für Nikotinamid-Adenin-Dinukleotid-Hydrid, ist auch unter dem Namen Coenzym-1 bekannt. Dieses Molekül spielt eine zentrale Rolle in unseren Zellen, da es als biologische Form von Wasserstoff fungiert. In Verbindung mit dem in jeder Zelle vorhandenen Sauerstoff erzeugt NADH Energie und Wasser. Eine höhere Verfügbarkeit von NADH in den Zellen führt zu einer gesteigerten Energieproduktion, einer verbesserten Funktion und kann die Lebensdauer der Zellen verlängern.
NADH ist in allen lebenden Zellen, sowohl bei Tieren als auch bei Pflanzen, vorhanden. In unserer täglichen Ernährung finden wir es vor allem in Fleisch und Fisch. Allerdings nehmen wir in der Regel nur geringe Mengen auf, da NADH durch die saure Umgebung im Magen schnell abgebaut wird.
Zusätzlich hat NADH die Fähigkeit, DNA-Schäden zu reparieren und geschädigte Zellen zu regenerieren. Es bietet Schutz vor schädlichen Einflüssen wie radioaktiver Strahlung, Umweltgiften, Medikamenten, Chemikalien und anderen Toxinen.

Pflanzenheilkunde und Aromatherapie

CBD Öl bekämpft die Schmerzen beim Stillen sehr effektiv. Baue dir dazu einen Spiegel auf. Dieser könnte wie folgt aussehen:
3 x am Tag und 1 x in der Nacht je 3 Tropfen CBD Öl à 10–20 % als Dauereinnahme, bis die Ursache gelöst ist. Wenn du diszipliniert bist in der Supplementation von NHAD-Coenzym-1 dranbleibst, sollte sich die Ursache rasch auflösen und du kannst deine Stillzeit genießen.

Homöopathie

- Sepia C30 – 5-mal täglich 3 Globuli
- Silicea C6 – 5-mal täglich 3 Globuli

Hexenweisheit:

- Soor (Pilzinfekt) und Milchstau ausschließen!
- Magnesium richtig dosieren und wenn absetzen, dann nur langsam ausschleichen
- Wärme – die Brust soll am besten 24 Stunden lang warmgehalten werden
- (Körnerkissen am besten vor und nach dem Stillen auf die Brust legen) – Akupunktur und Osteopathie

5.5.8. Abstillen

Pflanzenheilkunde und Aromatherapie

Meine Empfehlung ist hier in der Abstillphase auf Hanfprodukte zu verzichten, da sie eher milchbildend sind. Hier würde ich das CBD Öl als Entspannung und Ausgleich für die Kinder anwenden.

Abstilltee:

- 30 g Hopfenzapfen
- 30 g Salbeikraut
- 30 g Walnussblätter
- 10 g Rosmarin

2 TL mit 1 Liter kochendem Wasser überbrühen und den Tag über verteilt trinken

Abstillöl:

- 1 Tropfen Salbei
- 1 Tropfen Zitrone
- 1 Tropfen Zypresse

Mit 30 ml Mandelöl vermischen.
Nach dem Stillen auftragen, nicht einmassieren.
Kann auch in einen Quarkwickel gegeben werden.

Homöopathie

- Rosmarinus Oligoplex Liquidum – täglich 20 Tropfen
- Phytolacca D1 – mehrmals täglich 6–8 Globuli

Hexenweisheit

- BH-Träger kurz einstellen
- Nicht abpumpen
- Konsequenz gegenüber dem Nachwuchs

5.5.9. Kopfschmerzen

Kopfschmerzen entstehen außerhalb des Gehirns, denn das Gehirn selbst besitzt keine Schmerzrezeptoren und ist daher schmerzunempfindlich.
Die häufigsten erkennbaren Ursachen von Kopfschmerzen im Wochenbett sind Stress, ein verschobenes Darmmikrobiom durch Medikamente und Antibiotika, Flüssigkeitsmangel und der Abfall des weiblichen Geschlechtshormons Östrogen im Blut. Ebenso könnte es sein, dass die weiblichen Geschlechtshormone auch die Verarbeitung schmerzhafter Reize im Gehirn beeinflussen.

Hast du häufig Kopfschmerzen im Wochenbett, könnte es durchaus sein, dass dein kleines Baby sie auch hat. Es würde sich mitteilen durch häufige Schreiattacken, einen runden, leicht spitz aufgeblähten Babybauch und Unruhe.
Akuthilfe zur Schmerzlinderung leistet hier das CBD Öl.
CBD Öl bringt das Endocannabinoidsystem wieder in Einklang durch die Cannabinoid-Rezeptoren CB_1und CB_2. Durch das CBD Öl haben wir eine Schmerz- und Symptomlinderung. Wenn die Ursache nicht behoben wird, werden die Kopfschmerzen abermals auftreten. Die Ursache behebst du durch Flüssigkeits- und Sauerstoffzufuhr und durch eine ganzheitliche Versorgung deines Mikrobioms im Darm. Sind die Nitrat verarbeitenden Bakterien erhöht im Darm, entstehen Kopfschmerzen und Migräneattacken bei der Mutter und auch beim Baby.
Was ist denn das Mikrobiom?

In unserem Körper leben etwa 100 Billionen Kleinstlebewesen, die nur mit einem Mikroskop sichtbar sind. Dabei handelt es sich um Mikroben, zu denen Bakterien, Pilze und Einzeller gehören. Diese Mikroben sind auch ein wesentlicher Bestandteil unserer Erde. Diese Kleinstlebewesen sind vor allem in unserem Darm, im Mund, auf der Haut und in der Scheide aktiv.

Vereinfacht gesagt fungieren sie als unser persönlicher Schutzschild, der uns vor einer Vielzahl von Krankheiten bewahrt. Dies ist eine bemerkenswerte Leistung der Natur.
Ein erhebliches Problem, das seit Jahren besteht, ist der Einsatz von Antibiotika. Diese Medikamente sind in bestimmten Fällen durchaus sinnvoll, da sie schädliche Pilze und Bakterien bekämpfen. Allerdings dürfen wir nicht vergessen, dass sie auch die nützlichen Pilze und Bakterien angreifen. Dadurch sind wir anfällig für resistente Keime. Bereits im Jahr 2024 haben wir etwa 70 % unserer mikrobiellen Vielfalt verloren.
Diese Entwicklung hat erhebliche Auswirkungen auf unser Leben, unseren Körper, die Gesellschaft, in der wir leben, und zukünftige Generationen. Wir schädigen unseren körpereigenen Schutzschild und werden dadurch anfälliger für Krankheiten.

Es gibt zahlreiche Faktoren, die unser tägliches Wohlbefinden beeinflussen. In Deutschland leiden viele Menschen unter einer unzureichenden Ernährung, während ein erheblicher Teil an Übergewicht oder Fettleibigkeit kämpft – darunter auch 20 % der Kinder. Bei 10 % dieser Kinder wurde bereits eine Fettleber diagnostiziert. Zudem klagen rund 6,5 Millionen Schulkinder regelmäßig über Kopfschmerzen.

Es ist bedauerlich, dass in vielen Fällen Ärzte und Hebammen nicht ausreichend aufklären. Stattdessen wird häufig eine Diagnose wie Koliken gestellt, was dazu führen kann, dass Mütter sich verunsichert oder schuldig fühlen.
Weitere wichtige Themen sind Bewegung und Sport. Die Durchschnittsbevölkerung hat oft eine Zuschauermentalität angenommen. Anstatt selbst aktiv zu werden, schauen viele Frauchen Yoga-Videos auf YouTube. Statt eigene Abenteuer in der Natur zu erleben, verfolgen sie die Abenteuer von Indiana Jones. Anstatt selbst gesund zu leben, lesen sie Blogs und scrollen durch Pinterest, um sich Inspiration von anderen zu holen, die einen gesunden Lebensstil pflegen. Anstatt an der eigenen Entwicklung zu arbeiten, investieren sie Zeit in das Leveln fiktiver Charaktere in sozialen Medien. Und anstatt die eigene Beziehung zu verbessern, diskutieren sie über das Leben anderer Menschen. Diese Beobachtungen sind nicht wertend, sondern spiegeln eine gesellschaftliche Tendenz wider, die es wert ist, betrachtet zu werden.

Diese Ersatzbefriedigungen sind so suchterzeugend, weil sie eine tiefere Wahrheit in der weiblichen Seele ansprechen. Doch das größte Krisengebiet, das wir heute haben, findet sich in den Kreißsälen – in der Art und Weise, wie wir geboren werden. Das Mikrobiom, unser schützendes System, wird ausschließlich über eine natürliche

vaginale Geburt übertragen. Es wird von Generation zu Generation von der Mutter an ihr Kind weitergegeben, jedoch nur, wenn die Geburt auf natürlichem Wege erfolgt.
Ein Baby muss durch das Geburtsportal hindurchrutschen. Unmittelbar nach der Geburt sollte es Hautkontakt zur Mutter haben und gestillt werden. Gibt es diese Kontakte nicht, fehlen dem Kind die wichtigen Bakterien der Mutter, die als Schutzschild fungieren. Der erste Kontakt mit der Energie der Bakterien ist entscheidend, und dieser erfolgt, wenn das Baby mit den Bakterien in Berührung kommt und sie aufnimmt.
Sobald das Baby an der Brust der Mutter trinkt, wird ein weiterer wichtiger Schritt für den Aufbau seines Mikrobioms vollzogen. Die Muttermilch umhüllt den Darm des Babys mit gesunden Bakterien und enthält spezielle Mehrfachzucker, die den Mikroben des Babys helfen, zu gedeihen. Diese Bestandteile sind speziell auf die Bedürfnisse des Neugeborenen abgestimmt.
Das Zeitfenster, um ein Mikrobiom weiterzugeben, ist jedoch eng. All dies muss unmittelbar nach der Geburt geschehen, denn nur dann steht das Mikrobiom zur Verfügung.

Es gibt in der Tat nur diese eine Chance im Leben, um diesen wichtigen Prozess zu ermöglichen.

Im Jahr 2024 liegt die Kaiserschnittrate in Deutschland bei nahezu 70 %, mit einer steigenden Tendenz. Dies führt zu enormen Umsätzen für staatliche Kliniken und schafft eine zukünftige Patientenbasis für die Pharmaindustrie. Jedes dritte Baby wird somit durch einen chirurgischen Eingriff aus dem Mutterleib geschnitten.
Diese frühen Eingriffe können erhebliche Auswirkungen auf das Immunsystem des Neugeborenen haben, was zu einem veränderten Mikrobiom und fehlender Bindung (Bonding) führt. Diese Faktoren können in der Persönlichkeitsentwicklung zu gravierenden Störungen führen, deren Fachbegriff Narzissmus ist. Ein Blick auf die deutsche Gesellschaft im Jahr 2024 verdeutlicht die Relevanz dieser Thematik. Die Entbindungsindustrie hat im Jahr 2024 rund 90 Milliarden Euro erwirtschaftet, wobei Deutschland als Spitzenreiter in Europa bei Kaiserschnitten gilt.
Die Frage, was die deutschen Weiber von anderen Teilen der Erde unterscheidet, wirft grundlegende Überlegungen auf. Es stellt sich die Frage, wie man zukünftige Generationen beeinflussen kann, ohne dass die Gesellschaft dies bewusst wahrnimmt. Mögliche Aspekte sind die Auswirkungen auf die Zirbeldrüse eines Neugeborenen und die Möglichkeit, Ängste als genetische Imprints zu hinterlassen, die ankommende Generationen weitergegeben werden.

Außerdem sind die Mechanismen des Teilens und der Krankheitsentwicklung von Bedeutung, ebenso wie die Fragen, wo die Pharmaindustrie hohe Gewinne erzielen und potenziell Schaden anrichten kann. Diese Thematik erfordert eine fundierte und kritische Auseinandersetzung.

Die Art und Weise, wie und wo eine Niederkunft stattfindet, hat tiefgreifende Auswirkungen auf die Gesellschaft. Sie bestimmt die Lebensqualität eines Menschen. Schwangere Frauen spielen eine entscheidende Rolle im sozialen Gefüge und sind essenziell für die Fortpflanzung und den Erhalt eines Volkes. Die Behandlung von schwangeren Weibern durch eine Gesellschaft oder einen Staat spiegelt deren Werte und Prioritäten wider.
In Deutschland gibt es einen blinden Fleck in der Wahrnehmung der Geburtspraktiken. Ein Kind, das liebevoll niederkommt, wird als Mensch Freiheit und Selbstbestimmung fördern, und als Erwachsener in Harmonie mit seiner Umwelt leben und positive Werte verkörpern. Im Gegensatz dazu könnte eine Entbindung, die stark medizinisiert und kommerzialisiert wird, das Potenzial des Individuums beeinträchtigen.
Niederkunft ist Liebe, Entbindung ein Geschäft! Diese Unterscheidung ist wichtig, um die gesellschaftlichen und emotionalen Dimensionen der Niederkunft eines Menschen zu verstehen und zu reflektieren.

- Kaffee mit Zitrone: erste Hilfe bei Kopfschmerzen
- Schwarzer Tee mit Orangensaft

Die Frage, ob Schwangere Kaffee trinken dürfen, wird oft diskutiert. Die Antwort ist: Ja. Kaffee ist reich an antioxidativen Flavonoiden, die lange Zeit unterschätzt wurden. Für viele, die nicht optimal essen, ist Kaffee eine wichtige Quelle für Antioxidantien. Dabei ist es wichtig, auf frisch gebrühten, bioverfügbaren Kaffee zu setzen – Kaffee aus Kapseln oder Pads hat wenig Nährwert.
Besonders Raucher können von den Antioxidantien im Kaffee profitieren, da sie das Risiko für Herz-Kreislauf-Erkrankungen und vorzeitigen Tod verringern können. Bei bis zu vier Tassen pro Tag steigt dieser positive Effekt.
Kaffee ist zudem einer der wenigen Lieferanten von Vitamin B2 und B3. In Europa stammen etwa 40 % der Polyphenole – gesundheitsfördernde Verbindungen – aus Kaffee, während die restlichen 60 % aus Obst und Gemuse kommen. Ein Tipp: Mild gerösteter Kaffee enthält mehr Antioxidantien als dunklere Sorten.

Kaffee kann nicht nur antioxidative Vorteile bieten, sondern auch eine gefäßerweiternde Wirkung haben, die während der Niederkunft von Bedeutung sein kann. Darüber hinaus kann er als warmer Kompresse am Damm verwendet werden, um das Gewebe während der Niederkunft zu lockern. Diese Anwendung soll dazu beitragen, die Flexibilität des Gewebes zu erhöhen und mögliche Spannungen zu reduzieren.

Kopfwehtee:
Nicht während der Schwangerschaft geeignet!

- 30 g Betonienkraut
- 30 g Brennnessel
- 20 g Goldrute
- 20 g Wacholderbeeren
- 0,5 g Sativa

2 TL mit kochendem Wasser überbrühen und 15 Minuten ziehen lassen. Bei Kopfweh trinken.

Migränetee:
Nicht während der Schwangerschaft und Stillzeit geeignet!

- 30 g Frauenmantelkraut
- 20 g Gänsefingerkraut
- 20 g Mädesüßblüten
- 20 g Mutterkraut
- 10 g Weidenrinde

2 TL pro Tasse mit kochendem Wasser überbrühen und 15 Minuten ziehen lassen. Im Akutfall 5 Tassen pro Tag trinken.

Kopfschmerzsalbe (50 g):

- 20 Tropfen Pfefferminzöl
- 20 Tropfen Lavendel
- 20 Tropfen Zimtblätteröl
- 20 g Rosenwachs
- 10 g Sheabutter

So wird's gemacht:
Wachs und Butter unter Rühren im Wasserbad erhitzen.
Wenn sich das Wachs und die Butter verflüssigt haben, ätherische Öle unterrühren. Danach in ein dunkles Glas füllen und aushärten lassen. Bei Kopfschmerzen dünn auf die Schläfen auftragen.

2 Tropfen Lavendel fein auf ein warmes Kirschkernkissen geben und in den Nacken legen.

Senfmehlbäder

Homöopathie

- Apis Belladonna C30 – nach Bedarf 5 Globuli
- Coffea C6 – nach Bedarf 6–8 Globuli

Hexenweisheit

- Akupunktur
- Nackenmassage
- Wärme
- Essigumschläge für die Stirn
- Tigerbalsam
- Ausreichend trinken

5.5.10. Haarausfall

Ein Haarausfall in der Stillzeit und im Wochenbett wird gerne immer wieder so hingestellt, dass es ausschließlich etwas mit der Hormonumstellung des weiblichen Körpers zu tun hat. Komisch nur, dass der Haarausfall meist 3–5 Monate nach der Niederkunft beginnt und auftritt.

Ursache für Haarausfall, genauso wie schlechte Zähne und brüchige Fingernägel in und nach einer Schwangerschaft, ist ein mangelernährter Weiberkörper. Hier müssen Vitamine und Mineralstoffe großzügig zugeführt werden und alle Beschwerden verschwinden in kürzester Zeit.

Pflanzenheilkunde und Aromatherapie

Vitamin-B-reiche Ernährung und Zink z. B. Getreide, Hülsenfrüchte, Kartoffeln, Nüsse und usw.

Hanfkosmetik

Bier-Ei-Shampoo für kräftigen Haarwuchs:

- 10 Tropfen Rosmarinöl
- 200 ml abgekochte Buchsbaumblätter
- 1 Eigelb
- 2 EL Essig
- 200 ml gehopftes Bier

Das Bier mit dem Eigelb vermischen.
Das ätherische Rosmarinöl mit dem Buchsbaumblättersud unterrühren.
Wie ein Shampoo in die Haare einmassieren und einige Minuten einwirken lassen.
Danach die Haare gründlich ausspülen.
2 EL Essig in ½ Liter Wasser vermischen. Als Glanzspülung benutzen.

Rosmarin-Haaröl:

- 10 Tropfen Rosmarinöl
- 10 Tropfen Zedernöl
- 10 Tropfen Rosenöl

Mit 50 ml Aloe Vera Öl vermischen
1 Ei
Das Ei aufschlagen und im Haar verteilen.
Die Kopfhaut mit dem Öl kräftig massieren und die Packung über Nacht einwirken lassen.

Am nächsten Tag Haare wie gewohnt waschen und mit einer Wasser-Essig-Mischung nachspülen.
Mehrmals wöchentlich anwenden.

Haarspülung:

- 30 g Brennnesselblätter
- 30 g Weiberhaarfarn
- 300 ml Apfelessig
- 50 ml reiner Trinkalkohol

Brennnesselblätter und Weiberhaarfarn in Apfelessig 15 Minuten aufkochen.
Abkühlen lassen und abseihen.
Die Lösung mit dem Trinkalkohol auffüllen.
In ein dunkles Gefäß füllen und 3 EL der Mischung mit ¼ Liter lauwarmem Wasser nach dem Waschen über die Haare spülen. Nicht auswaschen.

Homöopathie

Sulfur C30 – 5-mal 3 Globuli

Hexenweisheit

- Wasche deine Haare nicht jeden Tag. Die Haare werden dadurch brüchig und verlieren an Glanz und Elastizität.
- Du kannst die Durchblutung verbessern, indem du deine Kopfhaut täglich sanft mit den Fingerspitzen massierst.

5.5.11. Bonding

Wie am Anfang des Buches beschrieben, ist Bindung einer der wichtigsten Komponente im Leben eines jeden Menschen. Liebe gibt. Wer liebt, der verbindet.

Pflanzenheilkunde und Aromatherapie

Bondingbad:

- 10 Tropfen Lavendelöl
- 5 Tropfen Jasminöl
- 5 Tropfen Basilikum
- 1 Handvoll frische Rosenblätter
- 1 Handvoll Pfingstrosenblätter (optional)
- 10 ml Olivenöl
- 1 Becher Sahne
- 1 Liter Milch

Für 25 Minuten mit dem Baby ins warme Wasser gehen und die Niederkunft zusammen besprechen.
Natürlich kann der Papa auch mit ins Bad.
Nach Bedarf wiederholen.

Hexenweisheit

- In den ersten Tagen zuhause wenig Besuch empfangen (mit der Familie besprechen).
- Tagsüber zusammen schlafen.

- Babyflitterwochen genießen.

5.6. Das Babyporträt

5.6.1. Ikterus/ Gelbsucht

Die Hauptursachen für Gelbsucht bei Neugeborenen sind die Entbindung an sich und die anschließende Gabe des synthetischen Medikaments Vitamin K. Der Begriff „Vitamin" in diesem Zusammenhang ist irreführend, da er sich besser verkauft. Einem gerade geborenen Kind wird dreimal in drei Monaten eine synthetische Dosis von Vitamin K verabreicht, die pro Dosis 1000-mal höher ist als die, die einem erwachsenen Weib gegeben werden würde. Bis zum dritten Lebensjahr haben Kinder eine geöffnete Blut-Hirn-Schranke. Das synthetische, überdosierte Vitamin K kann direkt durch die Wassercluster der Blut-Hirn-Schranke in das Gehirn eindringen und somit das Tor für Umweltbelastungen, Giftimpfungen, Schadstoffe und andere pharmazeutische Medikamente freimachen und das Gehirn schädigen sowie den Weg für pathologische Erkrankungen ebnen.

Hexenweisheit
für Stillmamas – Petersilienblättertee:
Nicht als Direkttee für Säuglinge gedacht!

- 2 TL Petersilienblätter

Mit 200 ml kochendem Wasser überbrühen.
3 Tassen über den Tag verteilt trinken.
Die Heilstoffe gehen in die Muttermilch über.

Maisbarthaartee für Säuglinge:
1 TL für 200 ml über den Tag verteilt zufüttern.

Leberwickel mit Berberitze (nur für Wickel geeignet):

- 40 g Berberitzenwurzel
- 30 g Goldrutenkraut
- 30 g Löwenzahnwurzel
- 1 Handvoll Hanfpulver (getrocknete Hanfwurzeln)
- 2 TL mit 200 ml kochendem Wasser überbrühen und auf Zimmertemperatur abkühlen lassen.

Eine Mullkompresse befeuchten und auf die Leber legen. Heilwolle darüberlegen und mit einem Tuch umwickeln. Dem Kind eine Windelhose mit hohem Bund anziehen. 20 Minuten einwirken lassen.
Bei Bedarf mehrmals täglich wiederholen.

Homöopathie

Nach einer stressigen Entbindung: Aconitum C6 – Einmalgabe 5 Globuli

Hexenweisheit

- Keine Vitamin K1 Gabe post partum
- Neugeborene nicht frieren lassen
- Viel Tageslicht
- Kein Stress
- Zwischendurch immer mal wieder eine Fußmassage
- Viel anlegen und stillen
- Tragen
- Babymassage, 3 Tage hintereinander. Das regt die Leberfunktion an und bringt den Magen-Darm-Trakt in Schwung
- Den Säugling über den Tag verteilt frisches Kokosnusswasser zu trinken geben
- Mindestens 3 Tage lang
- Hilft wahre Wunder
- Vitamin D und K erhöhen

5.6.2. Bauchweh und Blähungen

Bauchweh und Blähungen bei Neugeborenen haben verschiedene Ursachen. Meist ist es aber ein Zusammenspiel zweier Komponenten.

1. Die Tatsache, dass Menschenkinder idealerweise etwa 14 Monate im Mutterleib verweilen sollten, um vollständig reif und entwickelt geboren zu werden, ist eine interessante Überlegung. Evolutive Anpassungen, insbesondere unser aufrechter Gang und die Anatomie des weiblichen Beckens, machen eine so lange Tragzeit jedoch unmöglich. Daher hat die Natur einen Kompromiss gefunden: Menschenkinder kommen in der Regel um die 38. - 43. Schwangerschaftswoche lebensfähig nieder. Doch theoretisch wären sie erst drei Monate später ganzheitlich reif. Diese Diskrepanz zwischen der biologischen Reife und dem tatsächlichen Niederkunftzeitpunkt hat weitreichende Auswirkungen auf die Entwicklung und das Wohlbefinden der Neugeborenen sowie auf die Herausforderungen, denen sich Eltern und medizinisches Personal gegenübersehen.
In der Tierwelt sieht das meist anders aus.
Welchem biologischen Typus gehört der menschliche Säugling an, wenn man ihn mit den Augen des Naturwissenschaftlers betrachtet?

In der Tierwelt gibt es die Nesthocker: zum Beispiel junge Singvögel, Nagetiere wie Mäuse und Eichhörnchen sowie Raubtiere wie Hunde und Katzen. Sie kommen mit geschlossenen Augen und Gehörgängen zur Welt und können sich nicht selbständig fortbewegen. Sie wachsen in einem Nest oder in einer Höhle auf und werden dort von ihren Eltern ernährt.
Oder die Nestflüchter: zum Beispiel Enten und Gänse sowie Rinder, Antilopen und Pferde.
Schon wenige Stunden nach dem Schlüpfen bzw. der Geburt können sie munter herumlaufen.
Sie besitzen bereits eine wohlentwickelte Befiederung oder Behaarung und funktionstüchtige Augen und Ohren. Nestflüchterjunge können ihren Eltern sofort folgen, z. B. wenn alle zusammen flüchten müssen.

Die beiden Begriffe Nesthocker und Nestflüchter umfassen nicht die ganze Vielfalt der Erscheinungen. Sie passen vor allem nicht auf baumlebende Säugetiere wie Halbaffen, Affen, Faultiere: Deren Junge bleiben weder in einem Nest, noch folgen sie der Mutter aus eigener Kraft; sie halten sich mit Armen und Beinen an der Mutter fest und werden von ihr getragen. Ihre Sinnesorgane und Hautbedeckung sind vollständig entwickelt wie bei Nestflüchtern. Aber sie wären nicht fähig, der Mutter wie Nestflüchterjunge gleich nach der Geburt aus eigener Kraft zu folgen. Diese Jungen sind also

weder Nesthocker noch Nestflüchter, sondern sie bilden den eigenen biologischen Typus der von der Mutter getragenen Jungen baumlebender Säugetiere.
Fragen wir jetzt, welchem biologischen Typus der menschliche Säugling angehört, so ist die Antwort klar: Der menschliche Säugling ist ein ehemaliger Tragling. Das zeigt uns jedes gesunde Neugeborene beispielsweise durch seinen Handgreifreflex.

Wie wichtig die Bindung zu einem Neugeborenen ist, haben wir am Anfang des Buches erörtert.
Wenn jetzt ein Neugeborenes, das ja von Natur aus ein Tragling ist, nun viel im Kinderwagen, Babybett, Beistellbett, Babyschale, Wippen, Wiegen usw. abgelegt wird, hat das Auswirkungen auf den kindlichen Darm und das wiederum auf die kindliche Darmflora, die Darmflora wieder Auswirkungen auf das kindliche Mikrobiom, da es nicht gedeihen kann, wie wir im Kapitel Kopfschmerzen beschrieben haben.
Hier siehst du, wie alles miteinander verbunden ist. Wie ganzheitlich ein Mensch betrachtet werden MUSS, damit er körperlich und geistig gesund heranreifen kann. Das heißt: Hat dein Kind viel mit Bauchschmerzen oder Blähungen zu tun, könnte es daran liegen, dass es womöglich mehr Hautkontakt benötigt und getragen werden möchte.

2. Ein Neugeborenes hat einen ca. 2 m langen Darm. Je nachdem, ob es entbunden oder niedergekommen ist, kann der Darm seine Arbeit verrichten. Je nachdem, wie viele Medikamente, eine PDA, Einleitungsmittel, usw. die Mutter unter der Entbindung bekommen hat, umso höher der Einfluss auf die kleine empfindliche Leber des Neugeborenen und den noch unreifen Darm. Kaiserschnitt-Kinder kommen generell ENT-bunden zur Welt. In vielerlei Hinsicht. Es fehlt ihnen nicht nur die lebenswichtige Wehenstimulation, sondern auch die Initialzündung des Niederkommens. Viele Kaiserschnitt-Kinder sind irgendwann Erwachsene, die in vielen Bereichen ihres Lebens einfach nicht weiterkommen. Viele wissen nicht, dass die Ursache im Entbindungsprozess zu finden ist.
Bei der Schnittentbindung und dem anschließenden Entwickeln des Kindes aus dem Bauchraum der Mutter kommt das Kind mit allen Körperflüssigkeiten und Biofilmen der Bauchorgane der Mutter in Verbindung, nimmt diese auf und schluckt die Bakterien herunter. Biofilme an den Organen werden von lebenden Organismen gebildet und sind nahezu undurchdringlich, überaus zäh und wasserabweisender als Teflon. Wenn ein Weiberkörper vergiftet, mangelversorgt, mangelernährt und schadstoffbelastet ist, sind die Bakterien des Biofilms es auch. Sie haben quasi ein negatives Mindset.

Diese Bakterien gelangen in den kindlichen Organismus und machen es sich überall gemütlich. Die Folgen: Schreikinder, Bauchschmerzen, Koliken, Allergien, Milchschorf, Unruhe, kaltschweißige Hände und Füßchen, ständiger Hunger, Bindungsschwierigkeiten und so weiter.
Folgeerkrankungen im weiteren Leben können auftreten wie Asthma, Heuschnupfen, Multiples Sklerose, Epilepsie, Autismus, rheumatische Erkrankungen, Schilddrüsenentzündungen, Cystitis, Otitis, Parodontitis, Diabetes Typ 1, Wundheilungsstörungen, Depressionen und vieles mehr.

Hier in diesem Abschnitt wird die Dringlichkeit bewusst, wie wichtig es ist, einen Weiberkörper ganzheitlich hochqualitativ zu versorgen. Wie wichtig es ist, schon mit dem Gedanken ein Kind zu zeugen, den Körper ausreichend zu versorgen. Du bist, was du isst. Dein Baby ist das Ergebnis der Summe deiner Lebensweise und Ernährung aus der Vergangenheit.

Um Bauchschmerzen und Blähungen ganzheitlich in den Griff zu bekommen und dem Baby den Weg zu stärken, benötigt es eine disziplinierte, geduldige Mama. Ausschließlich STILLEN (synthetische Babynahrung verschlechtert den Zustand), eine hochqualitative, zuckerfreie Ernährung, Supplementation und Ruhe helfen dem Baby beschwerdefrei zu werden.

Pflanzenheilkunde und Aromatherapie

CBD Öle von hoher Qualität sind eine Wohltat für den Babybauch. Wir empfehlen immer mit 20 % bis 6 Monate zu arbeiten. Ab dem 6 Monat bis zum 3 Lebensjahr bis 30 %.
Säuglinge und Kleinkinder mit Symptomen wie Bauchschmerzen und Koliken, die aus einer Krebserkrankung resultieren oder Nebenwirkungen einer Chemotherapie sind, MÜSSEN extern beraten und behandelt werden.

Winde-Tee:

- 25 g Anisfrüchte
- 25 g Fenchelfrüchte
- 25 g Korianderfrüchte
- 25 g Kümmelfrüchte

3 TL mit 1 Liter kochendem Wasser überbrühen und über den Tag verteilt trinken.
Für Mutter und Kind geeignet. Bei Flaschenkindern kann der Tee auch als Wasserersatz für die Flasche genommen werden.

Still-Tee:

- 1 TL Fenchelfrüchte
- 1 TL Kümmelfrüchte
- 1 TL Bockshornkleesamen

Mit 1 Liter Wasser überbrühen und 10 Minuten ziehen lassen. Zur Vermeidung von Blähungen bei der Mutter und damit auch beim Baby. Fördert und stärkt zugleich die Milchbildung.

Kümmelschnaps gegen Blähungen bei der Mutter:

- 3 Handvoll Kümmelfrüchte
- 400 ml Grappa

Kümmelfrüchte in einem Mörser zerkleinern.
In ein großes Glas geben und mit Grappa übergießen. Das Glas für 4 Wochen auf die Fensterbank stellen. Dann durch ein Leinentuch abgießen.
Anschließend kühl stellen.
1–2 TL mit Wasser oder Tee zu sich nehmen. Bei Kindern kann man damit den Bauch einreiben und kurz einmassieren.

Babybäuchleinöl:

- 5 Tropfen Lavendel fein
- 5 Tropfen Anis
- 5 Tropfen Fenchel süß
- 1 Tropfen Basilikum

In 50 ml Mandelöl.
Regelmäßige Bauchmassagen.

Pupsöl:

- 10 Tropfen Mandelöl
- 5 Tropfen Kreuzkümmelöl
- 3 Tropfen Koriander
- 5 Tropfen Fenchelöl
- 3 Tropfen Anisöl
- 10 Tropfen CBD Öl 30 %

Mit 50 ml Nachtkerzenöl vermischen.
Bei Bedarf massieren.
Eignet sich auch für Leberwickel.

Homöopathie

- Belladonna C6 – 3-mal 3 Globuli
- Chamomilla C6 – 5-mal 3 Globuli
- Aloe C30 – 3-mal 3 Globuli
- Nicotiana Comp C6 – 3 Globuli
- Nux Vomica C30 – 5 Glob-
  uli alle 3 Stunden

Hexenweisheit

- Baby viel tragen
- Fliegergriff
- Bauchmassage
- Den Bauch wärmen
- Babys immer seitlich legen
  und leicht einrollen

5.6.3. Wundsein

Wunde Babypopos sind meist eine Folge von chemisch- und pestizidbelasteten Windeln und Feuchttüchern. Rückstände des Pflanzenschutzmittels Glyphosat und andere fragliche Stoffe in Babywindeln sind in vielen Berichten nachgewiesen. In den Wegwerfwindeln befindet sich neben dem Saugkern, dem Superabsorber, ein Copolymer aus Acrylsäure, welches extrem flüssigkeitsanziehend ist. Reine Chemie. Sobald die Windel an der leicht feuchten Babyhaut anliegt, beginnt der Superabsorber Flüssigkeiten zu speichern, die Haut wird trocken und reizbar. Hinzu kommt, dass Babys in 24 Stunden in Chemie schwimmen. Was, meinst du, macht das mit einem Intimbereich eines kleinen Menschen?

Darüber hinaus erscheint nachteilig, dass es Windeln mit Sensor und Videoüberwachung gibt. Diese funktionieren über WLAN. Wir denken, dass wir jenes Thema nicht weiter erörtern sollten, denn Eltern, die ihre Kinder mit diesen Windeln ausstatten, haben mehr als nur einen akuten Omega 3 Mangel im Gehirn.

Die Verwendung von industriell hergestellter Babynahrung kann zu wunden Popos bei Säuglingen führen. Viele Eltern glauben, dass diese Ersatznahrung gleichwertig oder sogar überlegen im Vergleich zur Muttermilch ist, was durch verschiedene Institutionen und deren Empfehlungen untermauert wird. Auf den Webseiten von Ernährungsorganisationen findet man häufig Hinweise, die von der Zubereitung eigener Säuglingsnahrung absehen und stattdessen auf industriell hergestellte Produkte verweisen.

Das Wort „Säuglingsnahrung“ allein suggeriert, dass Säuglinge diese spezielle Milch benötigen, was jedoch nicht der Fall ist. Ein Neugeborenes, das bis zur zwölften Lebenswoche als solches gilt, hat ausschließlich Bedarf an Muttermilch. Ab dem dritten Lebensmonat spricht man von Säuglingen, die bis zum ersten Lebensjahr in der Regel ebenfalls Muttermilch erhalten. Einige Kinder beginnen bereits ab dem vierten Lebensmonat, am Familientisch mitzuessen, wobei Muttermilch weiterhin eine wichtige Nahrungsquelle darstellt. Daher ist die Verwendung von künstlicher Babynahrung für viele Kinder nicht notwendig.

Ein weiterer Punkt ist die Überzeugung, dass industriell gefertigte Nahrung besser sei als selbst zubereitete Kost. Es ist wichtig zu beachten, dass es Verbindungen zwischen Ernährungsinstitutionen, Ärzten und der Pharmaindustrie gibt, die Einfluss auf die öffentliche Wahrnehmung nehmen. Werbeaktionen und Marketingstrategien stärken das Vertrauen vieler Mütter in diese Produkte, indem sie die Vorstellung vermitteln, dass Kinder, die diese Nahrung konsumieren, gesund und glücklich sind. Dies führt dazu, dass viele Eltern überzeugt sind, dass sie die bestmögliche Ernährung für ihre Kinder wählen, obwohl selbst zubereitete Mahlzeiten ebenso nährstoffreich sein können.

Dass aber ein bisschen Apfel und Banane mit Getreideflocken nie und nimmer den Nährstoffbedarf unserer Babys abdecken, wird nicht erwähnt bzw. selten von den Eltern hinterfragt.

Es hat auch niemand erwähnt, dass künstliche Babynahrung ein anderes Spektrum an Enzymen hat wie Muttermilch und was das alleine für negative Folgen für das kindliche Immunsystem hat.

Ebenso wenig hat man erwähnt, dass sehr, sehr viele Pulver Phosphatzusätze und Aluminium enthalten, was für eine heranwachsende Leber und eine Niere eine Katastrophe bedeutet. Weiterhin stammt das Milchpulver von Kühen aus der Massentierhaltung und ist somit hochgradig mit Medikamenten, künstlichen Hormonen und Pestiziden belastet.

Babynahrung selber herzustellen ist ganz einfach, wenn man sie denn benötigt. Das Internet ist voll mit guten und gesunden Rezepten. Des Weiteren könnte man Babys mit frischer Bio-Ziegenmilch füttern, die reich an Mineralstoffen und Spurenelementen ist. Alles machbar.

Pflanzenheilkunde und Aromatherapie

Wundkräutertinktur für den Akutfall:

- 40 g Benediktenkraut
- 40 g Ringelblumenblüten
- 40 g Spitzwegerichblätter
- 40 g Blutwurzpulver
- 2 g Hanf

Alles zu einem Brei verarbeiten und auf den Po auftragen und Windel darüber. Beim nächsten Wickeln mit warmem Wasser abwaschen.
Anschließend das Baby (wenn möglich) für 20 Minuten ohne Windel liegen lassen. Bei Bedarf 3x täglich.

Babypobalsam:

- 10 Tropfen Manuka
- 10 Tropfen Rose
- 5 Tropfen Rose
- 5 Tropfen Rosenholz
- 2 g Hanf
- 30 g Jojobawachs
- 20 g Bienenwachs
- 20 g Sheabutter
- 10 g Wollwachs

Jojobawachs, Bienenwachs, Sheabutter und Wollwachs in einem Wasserbad erwärmen. Wenn alles geschmolzen ist, die ätherischen Öle zuführen.
In eine kleine Dose füllen und mehrmals täglich die betroffenen Stellen mehrmals täglich eincremen.

Sitzbad:

- 3 Tropfen Lavendel
- 1 Tropfen Rose
- 1 Becher Sahne

In ein Waschbecken oder eine Schüssel mit warmem Wasser geben.
Den Säugling 2x täglich baden.

Hexenweisheit

Feuchttücher weglassen oder selber machen

Anleitung für Feuchttücher:

- 3 Tropfen römische Kamille
- 1 Tropfen Lavendel fein
- 2 Tropfen CBD 10 %
- ¼ Liter Wasser mit 2 cl Olivenöl
- 1 Spritzer Essig
- Box
- Einmalwaschlappen

Das Ganze funktioniert auch super, wenn man die Lösung in einen Seifenspender gibt und am Wickelplatz platziert.

- Heilwolle ist auch ein super Tipp für wunde Babypopos.
- Muttermilch (benutzte Stilleinlagen zum Reinigen benutzen).
- Schwarzen Tee zum Reinigen verwenden.
- Stoffwindeln nutzen.
- Heilerde nach Anleitung.
- Sonne und frische Luft.

5.6.4. Nabelpflege

Hab keine Angst vor der Nabelpflege, kein komisches Gefühl und auch keinen Ekel. Alles ist physiologisch. Wenn ein Nabel sich löst, blutet er immer ein wenig nach. Ein Nabel heilt von innen nach außen. Die Form und das Aussehen des Nabels sind bei jedem Menschen anders und können nicht beeinflusst werden. Am besten ist es, die Pflege des Nabels auf ein Minimum zu beschränken.

Hexenweisheit

- Ignorieren! D.h. den Nabel in Ruhe lassen
- Zum Reinigen nur Wasser oder Muttermilch nehmen
- Windelfrei
- Frische Luft (gerade in den Tropen)

5.6.5. Entzündeter Nabel

Pflanzenheilkunde und Aromatherapie

- Rosmarinpulver: getrocknneten Rosmarin mörsern
- Lavaerde
- Mit Lavendelöl abtupfen
- CBD Öl 20 %
- Hanfpulver wirkt desinfizierend und antiseptisch

Hexenweisheit

Fachpersonal hinzuziehen!

5.6.6. Kopfgneis/Milchschorf

Unser Tipp, wie du Milchschorf und Kopfgneis unterscheidest: Als Milchschorf wird umgangssprachlich ein juckender Hautausschlag bei Babys bezeichnet. „Echter" Milchschorf ist allerdings sehr selten. In der Medizin bezeichnet „Milchschorf" einen Ausschlag an Kopf und Gesicht eines Säuglings, der sich im Rahmen einer Neurodermitis bilden kann.

Die Hauptursache für Milchschorf ist ein akuter Vitamin- und Mineralstoffmangel beim Säugling!!!

Pflanzenheilkunde und Aromatherapie

- Heilerde über Nacht einwirken lassen
- Verdünntes Essigwasser 1:3
  lindert das Hautjucken

Hexenweisheit für Stillmamas – Milchschorftee:

- 30 g Erdrauchkraut
- 50 g Stiefmütterchenkraut
- 20 g Walnussblätter

2 TL mit 200 ml heißem Wasser überbrühen und 10 Minuten ziehen lassen.
3 Tassen ungesüßt trinken. Die Heilstoffe gelangen über die Muttermilch zum Kind.

Stiefmütterchentee-Wickel:

- Stiefmütterchentee kochen
  und abkühlen lassen.
- Ein Leinentuch tränken und um
  die betroffenen Stellen wickeln.
- 20 Minuten einwirken lassen.
- Stiefmütterchenkraut lindert den Juckreiz.

Kopfgneiscreme:

- 10 Tropfen Aloe Vera Öl
- 10 Tropfen ätherisches Rosenöl
- 5 Tropfen ätherisches Majoranöl
- 30 g Jojobawachs
- 20 g Sheabutter
- 10 g Wollwachs

Jojobawachs, Sheabutter und Wollwachs in einem Wasserbad erwärmen.
Wenn alles geschmolzen ist, Aloe-Vera und die ätherischen Öle zuführen. In eine kleine Dose füllen und täglich die betroffenen Stellen einreiben.

Stiefmütterchenbad:

- Einen kräftigen Stiefmütterchentee kochen. Abseihen und zum Badewasser geben.
- Das Kind 2–3-mal pro Woche darin baden lassen.

Milchschorföl:

- 6 Tropfen römische Kamille
- 4 Tropfen Lavendel fein
- 4 Tropfen türkische Rose 10 %
- 20 ml Ringelblumenöl
- 30 ml Nachtkerzenöl

Bei Bedarf dünn auf die betroffenen Stellen auftragen. Nicht rubbeln.

Homöopathie

Urtica Comp. Globuli von Wala – 3-mal 5 Globuli

Hexenweisheit

Öl und Creme unter einer Mütze auch über Nacht einwirken lassen
30 % CBD Öl pur auftragen

5.6.7. Schmierauge

Pflanzenheilkunde und Aromatherapie

Augentrost-Tee:

- 1 EL getrocknetes oder 2 EL frisches Augentrostkraut
- Mit ½ Liter kochendem Wasser überbrühen und 10 Minuten ziehen lassen.
- Zur äußerlichen Anwendung tränke ein Wattepad in den abgekühlten Tee und betupfe damit die Umgebung des Auges.
- Auch als kühlende Kompressen anwendbar.

Kochsalzlösung auf ein Wattepad geben und dazu 3 Tropfen Lavendel fein. Von außen nach innen mehrmals täglich auswischen.

Homöopathie

- Chamomilla D12 oder
  C30 – 3-mal 3 Globuli
- Bei eitrigen Augen: Pulsatilla
  C30 – 3-mal 5 Globuli
- Bei roten eitrigen Augen: Sulfur
  C30 – 3-mal 3 Globuli

Hexenweisheit

- Auge mit Muttermilch auswaschen (von außen nach innen)
- Auge mit schwarzem Tee auswaschen (nie Kamillentee)
- Euphrasia Augentropfen von Wala
- Tränenkanal sanft an der Nasenwurzel mehrmals am Tag massieren

5.6.8. Husten

(siehe auch Hexenweisheiten Husten Schwangerschaft)

Pflanzenheilkunde und Aromatherapie

Babyhustentee:

- 10 g Anisfrüchte
- 20 g Huflattichblätter
- 20 g Schlüsselblumenwurzel
- 20 g Spitzwegerich
- 30 g Malvenblüten

1 TL mit ¼ Liter kochendem Wasser überbrühen und 10 Minuten ziehen lassen. 4x täglich 1 Tasse.

Babyhustensaft (ab 6 Monaten):

- 1 kleiner schwarzer Rettich
- Brauner Kandiszucker

Den Rettich reiben und zusammen mit der gleichen Menge Kandis in ein Glas füllen.
10 Stunden stehen lassen und danach durch ein Geschirrtuch pressen. 2x täglich 1 TL.

Hustensaft für Kinder (ab 6 Monaten):

- 500 g junge Efeublätter
- 1 kg Zucker

Efeublätter mit 1 Liter Wasser übergießen und über Nacht stehen lassen.
Nun Zucker hinzufügen und aufkochen lassen. 3-mal 1 TL Hustensaft am Tag.

Zitronenwickel:

- 1 Zitrone in eine Schüssel legen und mit heißem Wasser übergießen.
- Die Zitrone mit einem Mörser oder Glasboden zerquetschen, damit die ätherischen Öle ins Wasser übergehen.
- Leinentuch eintauchen und für 20 Minuten auf die Brust legen. Mit einem Handtuch abdecken.

Heiße Brustwickel mit Thymianöl:

- 10 Tropfen Angelikawurzel
- 10 Tropfen Thymian
- 5 Tropfen Zirbelkiefer
- 5 Tropfen Muskatellersalbei
- 10 Tropfen Calendula

Mit 50 ml Mandelöl vermischen.
Die Brust mit Öl einreiben.

Heilwolle darüberlegen und mit einem Leinentuch umwickeln.
Zusätzlich eine Wärmflasche auf die Brust legen (immer vorher Temperatur prüfen).

Hexenweisheit
Erhöhe das Kopfteil des Bettchens leicht, indem du ein Buch unter die Bettpfosten legst – das erleichtert das Abhusten.

5.6.9. Schnupfen

(siehe auch Hexenweisheit Schnupfen Schwangerschaft)

Pflanzenheilkunde und Aromatherapie

Schnupfentee:
- 25 g Holunderblüten
- 25 g Lindenblüten

2 TL mit ¼ Liter kochendem Wasser übergießen und 10 Minuten ziehen lassen. 5x täglich 1 Tasse.

Zwiebelsöckchen:
- ½ Zwiebel
- Heilwolle
- 1 Söckchen aus Baumwolle

Die Zwiebel leicht erwärmen.
Dem Säugling an die Fußsohle legen und mit Heilwolle und einer Mullbinde umwickeln.
Söckchen anziehen und ca. 3 Stunden einwirken lassen. Bei Bedarf wiederholen.

Babydampfbad:

- 3 EL Kamillenblüten
- 3 EL jodfreies Salz

Einen großen Topf mit Wasser füllen, das Salz hinzugeben und darin die Kamillenblüten zum Kochen bringen.
Während der Schlafenszeit unter das Babybettchen stellen, damit sich der Dampf gut ausbreiten kann.
Ab dem 3 Lebensjahr:
Mit dem Kopf unter einem großen Badetuch hält das Kind den Kopf über das dampfende Gefäß.
Den Dampf mit tiefen Zügen durch Nase und Mund ein- und ausatmen. 2x täglich.

Duftlampe mit Kamille oder Thymian

Hexenweisheit

Stelle abends einen heißen Topf mit Thymianöl unter das Babybett, damit die Dämpfe das Atmen erleichtern.

5.6.10. Babyakne

Pflanzenheilkunde und Aromatherapie

- Mit Stiefmütterchentee betupfen
- Muttermilch
- Schwarzer Tee
- Heilerde
- Mit Lavendelöl abtupfen
- 20 % CBD Öl pur auftragen

Aknepflege:

- 10 Tropfen Immortelle
- 5 Tropfen Lavendel fein
- 5 Tropfen Manuka

In 30 ml Nachtkerzenöl dünn auf die betroffenen Stellen auftragen

Hexenweisheit

Ignorieren, das dauert ca. 10 Tage, bis sie wieder verschwindet

5.6.11. Sonnenbrand

Pflanzenheilkunde und Aromatherapie

Johannisöl:

- 2 Handvoll Johannisblüten
- 750 ml Olivenöl

Johannisblüten mörsern, bis sie anfangen zu „bluten“.
In Olivenöl einlegen und 10 Tage in die direkte Sonne stellen.
Diese Prozedur 4x im Abstand von jeweils 10 Tagen wiederholen, immer frische neue Blüten hinzufügen, bis das Öl dunkelrot wird.

Hexenweisheit

Mit einem trockenen Tuch täglich den Rand abwischen, damit das Öl nicht schimmelt.

Sonnenöl:

- 5 Tropfen Karottensamenöl
- 5 Tropfen Lavendel fein

Mit 50 ml Kokosöl vermischen

Sonnenbrand-Salbe (50 g):

- 20 Tropfen römische Kamille
- 20 Tropfen Lavendel
- 20 Tropfen Ingwer
- 20 g Rosenwachs
- 10 g Sheabutter

So wird's gemacht:
Wachs und Butter unter Rühren im Wasserbad erhitzen.
Wenn sich das Wachs und die Butter verflüssigt haben, ätherische Öle unterrühren.
Danach in ein dunkles Glas füllen und aushärten lassen. Bei Sonnenbrand dünn auf die Haut auftragen.

Sonnenbrand-Schmerz-Salbe:

- 5 ml Calendula Urtinktur
- 8 Tropfen Lavendel fein
- 5 Tropfen Rosenöl
- 5 Tropfen Weihrauch
- 6 g gelbes Bienenwachs
- 10 g Wollwachs
- 45 ml Johanniskrautöl

Bienenwachs und Wollwachs im Wasserbad erwärmen.
Ätherische Öle hinzufügen und anschließend in ein dunkles Glas füllen. Bei Bedarf dünn auf die schmerzenden Stellen auftragen.

Akut-Sofort-Hilfe bei Blasenbildung und offenen Stellen

- 1 rohe Zwiebel,
- Frisches Blatt Aloe Vera,
- 30 ml Apfelessig
- 30 ml Wasser

Zwiebel schälen, Aloe Blatt aufschneiden und das Gel in eine Schüssel geben. Zwiebel in einen Mörser zu Brei verarbeiten. Mit dem Essig, Wasser und Aloe vermischen. Auf die Wunden geben und sich 1 Stunde ausruhen. Dreimal am Tag anwenden. Schnellwirkende und schmerzlindernde Soforthilfe-Hexenweisheit.

Hexenweisheit

Bei heißen Temperaturen kann dem Säugling frisches Kokosnusswasser zusätzlich zur Muttermilch gegeben werden. Kokosnusswasser ist sinnvoller als Tee, da in Kokosnusswasser alle Mineralstoffe und Elektrolyte für das Baby enthalten sind.

6. Die Ernährungsfibel

Kleine Ess-Meditation

Eine ausgewogene und gesunde Ernährung in der Schwangerschaft ist essentiell für die Gesundheit und die Entwicklung eines ungeborenen Lebens. Es ist nicht nur wichtig, was wir essen, sondern auch, wie wir essen. Am besten ist, du hörst in deiner Schwangerschaft immer beim Essen in dich hinein und beobachtest, was du fühlst, während du isst.

Das ist ein wichtiger Schritt, um dich selbst besser zu verstehen und vielleicht auch das eine oder andere ungeliebte Verhaltensmuster abzulegen. Durch Achtsamkeit beim Essen kannst du wieder lernen auf deinen Körper zu hören und zu erkennen, wann du satt bist, und kannst so vermeiden, dass du dich überisst, dir danach schlecht ist und du Bauchschmerzen hast.

Versuche, dein Essen zu genießen. Dadurch kann dein Baby im Bauch mitgenießen und außerdem wird die Nahrung besser verwertet und dein Körper kann mehr Nährstoffe aufnehmen.

Und so geht's:

1. Setze dich bequem vor eine liebevolle und frisch zubereitete Mahlzeit. Atme nun ein-, zweimal tief ein und aus, um dich selbst in den Moment zu holen.
2. Betrachte dein Essen mit Liebe: Nimm seine Farbe wahr, seine Konsistenz und wie dein Essen riecht.
3. Woran erinnert dich dieser Duft? Vielleicht an deine Kindheit?
4. Nimm eine Gabel (oder einen Löffel) voll und führe sie langsam an die Lippen.
5. Genieße den ersten Bissen.
6. Kaue so lange, bis das Essen zu einem süß schmeckenden Brei geworden ist. Widerstehe dem Impuls, es vorher herunterzuschlucken.
7. Nach dem Schlucken säubere deinen Mund mit der Zunge und nimm erst dann den nächsten Happen.
8. Beobachte während des gesamten Essens, welche Impulse und Gefühle in dir hochkommen.

7. Rezeptideen auf einen Blick

Diese können mit Hanf kombiniert werden.

Bitte 1 g Cannabis bei der Verarbeitung der Rezepte in der Schwangerschaft nicht überschreiten!
Bei Schwindel oder Kreislaufproblemen 1 EL reinen Bienenhonig zu sich nehmen!

Ananas-Ingwer-Saftmix gegen Übelkeit

- 1 Stiel Zitronenmelisse
- 1 kleines Stück Ingwer
- ½ Ananas
- 1 Kiwi
- 1 Strang Rhabarber

Ananas
Ananas comosus oder Naná
Ist eine Pflanzengattung innerhalb der Familie der Bromeliengewächse (Bromeliaceae). Enthält Eisen, Kalium, Kalzium, Magnesium, Mangan, Phosphor, (natürliches) Jod, Zink und die Vitamine A, B und C.
Heileigenschaften: blutdruckregulierend, entzündungshemmend, magenberuhigend, nervenstärkend

Ingwer

Zingiber officinale auch Imber oder Ingber

Gehört zu der Familie der Ingwergewächse (Zingiberaceae).

Enthält Eisen, Kalzium, Kupfer, Magnesium, Mangan, Zink, ätherischen Öle wie Borneol und Cineol und ist reich an Vitamin C.

Heileigenschaften: hustenstillend, magenberuhigend, magenstärkend, schleimlösend

Zitronenmelisse

Melissa officinalis oder auch Bienenfang, Herztrost, Mutterwurz, Nervenkräuter, Pfaffenkraut, Riechnessel, Zahnwehkraut, Zitronenkraut, Zitronella

Ist eine Pflanzenart aus der Gattung der Melissen (Melissa) innerhalb der Familie der Lippenblütler (Lamiaceae).

Heileigenschaften: antibakteriell, entzündungshemmend, krampflösend, magenberuhigend, nervenstärkend

Angelika-Marmelade bei Kinderwunsch

- 1 kg Angelikastängel
- Saft und Schale einer Bio-Zitrone
- 750 g Zucker
- 425 ml Wasser

Die Stängel zerkleinern und in einen Topf geben.
Den Topf mit Wasser füllen und zum Kochen bringen.
Ca. 45 Minuten köcheln lassen, bis die Stängel weich sind.
Abgießen.
Danach neues Wasser dazugeben und über Nacht einweichen lassen.
Wasser abgießen.
425 ml Wasser über die Angelika-Stängel geben und mit dem Zucker bedecken.
Bei schwacher Hitze köcheln lassen und stetig umrühren.
Zitronensaft und -schale dazugeben.
Kochen lassen, bis die Marmelade fest genug ist.

Angelika
Angelica archangelica oder auch Alisander, Erzengelwurz, Heiligenbitter, Zahnwurzel
Zählt zur Familie der Doldenblütler (Apiaceae).
Heileigenschaften: erwärmt die Bauchorgane, fruchtbarkeitssteigernd, verdauungsfördernd

Hexenweisheit

Junge zarte Stängel können als Gemüsebeilage dienen, aber auch kandiert gegessen werden. Vor der Zubereitung Stängel 12 Stunden in Salzwasser einlegen.

Apfel-Eisenkraut-Wehenkuchen für Übertragung/Einleitung

- 230 g klein geschnittene Apfelstückchen
- 1 Tropfen Eisenkraut
- 2TL Zimt und Nelken
- 2 TL gemahlene Mandeln
- 2 TL Backpulver
- 1 TL Natron
- 3 Eier
- 180 g Zucker
- 115 g Honig
- 300 g Mehl
- 115 ml Öl
- 115 ml Orangensaft

Alles mischen und zum Schluss die Äpfel unterrühren. Blechkuchen bei 180° 20 Minuten backen.

Apfel

Pirus Malus

Ist eine Pflanzengattung der Kernobstgewächse (Pyrinae) aus der Familie der Rosengewächse (Rosaceae).

Enthält Kohlehydrate in Form von Frucht- und Traubenzucker, Pektin und Zellulose, Eisen, Kalium, Kalzium, Magnesium, Phosphor, Schwefel und die Vitamine A, B, C und E
Heileigenschaften: blutreinigend, cholesterinsenkend, uterusmuskulaturanregend, verdauungsfördernd

Eisenkraut
Verbena officinalis oder auch Katzenblutkraut, Sagenkraut, Taubenkraut oder Wunschkraut Gehört zur Gattung der Verbenen (Verbena).
Heileigenschaften: entzündungshemmend, fiebersenkend, gebärmutterkontraktionsanregend

Bananen-Kokosnuss-Eis gegen Wadenkrämpfe

- 1 kg frische Bananen
- 1 frische Kokosnuss

Bananen schälen und einfrieren. Kokosnuss schälen und raspeln.
Alle Zutaten plus Kokoswasser vermengen.
Fertig ist ein leckeres und gesundes Eis.

Hexenweisheit
Mit einer frischen Mango oder frischen Erdbeeren zusätzlich schmeckt es noch besser.

Banane

Musa Sapientum oder auch Adamsfeige und Paradiesapfel

Ist eine Pflanzengattung in der Familie der Bananengewächse (Musaceae). Gehört rein botanisch betrachtet zu den Beeren.

Reich an Kohlenhydraten in Form von Stärke und Zukker; Eisen, Kalium, Kalzium, Magnesium, Phosphor, Zink und die Vitamine A, B und C.

Heileigenschaften: kraftgebend, krampflösend, milchbildend

Kokosnuss

Cocos nucifera oder auch Schreckgespenst (da braun, haarig und mit drei Keimlöchern). Zählt botanisch nicht zu den Nüssen, sondern zu den Steinfrüchten und ist die einzige Art der Gattung.

Enthält Aminosäuren, Antioxidantien und Elektrolyte, Eisen, Kalium, Kalzium, Kupfer, Mangan, Natrium, Phosphor, Selen, Zink und die Vitamine B und C.

(Kokosnusswasser kann schon fast mit einem isotonischen Getränk verglichen werden.) Heileigenschaften: antibakteriell, cholesterinsenkend, gewichtsreduzierend, krampflösend, milchbildend, verdauungsfördernd

Bananen-Milchbildungscocktail

- 1 Banane
- 1 TL Mandelmus
- 1 TL Sesammus
- 1 TL Weizenkeime
- 1 TL Hefeflocken
- 1 Glas Hafermilch

Ein Glas pro Tag steigert die Milchmenge.

Banane

Musa Sapientum oder auch Adamsfeige und Paradiesapfel

Ist eine Pflanzengattung in der Familie der Bananengewächse (Musaceae). Gehört rein botanisch betrachtet zu den Beeren.

Reich an Kohlenhydraten in Form von Stärke und Zukker; Eisen, Kalium, Kalzium, Magnesium, Phosphor, Zink und die Vitamine A, B und C.

Heileigenschaften: kraftgebend, krampflösend, milchbildend

Hafer

Avena sativa

Gehört zur Familie der Süßgräser (Poaceae).

Enthält viel Protein, Eisen, Magnesium, Phosphor, Zink und Vitamin B.

Heileigenschaften: entzündungshemmend, milchbildend, nervenstärkend

Brennnessel-Brot bei Anämie

Mehrere Handvoll junge Brennnesseltriebe
Einige TL Milchzucker
Brennnesseltriebe sorgfältig verlesen, nicht waschen.
Auf einem Brett schneiden und zu einem Pflanzenbrei verarbeiten.
Den Brei abwiegen und mit der gleichen Menge Milchzucker einige Minuten lang verreiben, bis ein grüner Brei entsteht.
Den Brei dünn auf Backpapier streichen und 2–3 Tage lang in der Sonne trocknen lassen. Oder ein Dörrgerät bei 40° verwenden.
Die getrocknete Masse grob zerkleinern und dunkel und trocken lagern.
Bei Eisenmangel 2–3 TL täglich zu sich nehmen.
Ersetzt jede Eisentablette!

Brennnessel
Urtica oder auch Haarnessel, Hanfnessel, Scharfnessel, Tausendnessel
Bildet eine Pflanzengattung in der Familie der Brennnesselgewächse (Urticaceae).
Heileigenschaften: abwehrsteigernd, antirheumatisch, blutreinigend, eisenliefernd, entwässernd, harntreibend

Cashew-Milchbildungskugeln

- 1 Handvoll gehackte Cashewkerne
- 200 g Honig
- 350 g Kokosöl
- 1 kg Weizen-Gerste-Hafer-Mischung (zu gleichen Teilen)

Weizen, Gerste und Hafer mischen und für 6 Stunden in Wasser einlegen.
Trocknen lassen und grob schroten.
In einer Pfanne leicht anrösten.
Kokosöl dazugeben und mit 1 Glas Wasser verrühren.
Cashewkerne und Honig unterrühren.
Kleine Kugeln mit ca. 2 cm Durchmesser formen und bei Milchmangel essen.

Cashewkern
Anacardium occidentale oder auch Bombaynuss, Cashewnuss, Elefantenlaus und Kaschu ist in Wirklichkeit gar keine echte Nuss, sondern der Kern der Frucht des Cashew-Baumes, der zur Familie der Sumachgewächse (Anacardiaceae) gehört.
Enthält Kohlenhydrate, viel Protein, Kalium, Kalzium, Magnesium und die Vitamine A, B und E.
Heileigenschaften: antibakteriell, antiseptisch, cholesterinsenkend, herzschützend, milchbildend

Kokosnuss

Cocos nucifera oder auch Schreckgespenst (da braun, haarig und mit drei Keimlöchern). Zählt botanisch nicht zu den Nüssen, sondern zu den Steinfrüchten und ist die einzige Art der Gattung.

Enthält Aminosäuren, Antioxidantien und Elektrolyte, Eisen, Kalium, Kalzium, Kupfer, Mangan, Natrium, Phosphor, Selen, Zink und die Vitamine B und C. (Kokosnusswasser kann schon fast mit einem isotonischen Getränk verglichen werden.)

Heileigenschaften: antibakteriell, cholesterinsenkend, gewichtsreduzierend, krampflösend, milchbildend, verdauungsfördernd

Cashewmilch zur Anregung der Milchbildung

- 200 g Cashewkerne (am besten in Rohstoffqualität)
- 600 g Wasser

Weiche die Cashewkerne über Nacht in einer Glasschale mit Wasser ein.

Gib die Cashewkerne ohne das Einweichwasser in einen Mixer, füge Wasser hinzu und mixe die Masse für etwa 2 Minuten. Du kannst die Wassermenge nach Bedarf variieren, abhängig von der gewünschten Konsistenz.

Lasse die Cashewmilch für einige Minuten stehen, damit sich die Rückstände der Cashewkerne absetzen, oder filtere sie einfach durch ein sauberes Tuch.
Du kannst die pflanzliche Milch gekühlt genießen (vielleicht mit einer Prise Zimt) und bei zahllosen Rezepten einsetzen, bei denen Kuhmilch gefragt ist.
Wenn du die Süßkraft erhöhen möchtest, könntest du z. B. entsteinte Datteln mit mixen.

Eisenkraut-Mandelmilch für Einleitung/ Übertragung

- 2 Tropfen Eisenkraut
- 2 EL Mandelmus
- 3 Datteln
- 1 Messerspitze Kardamom
- 1 Messerspitze Zimt

Eisenkraut
Verbena officinalis auch Katzenblutkraut, Sagenkraut, Taubenkraut oder Wunschkraut. Gehört zur Gattung der Verbenen (Verbena).
Heileigenschaften: entzündungshemmend, fiebersenkend, gebärmutterkontraktionsanregend

Fenchel-Sud zur Anregung der Milchbildung

- 100 g Fenchelfrüchte
- 750 ml Bio Weißwein

Fenchelfrüchte über Nacht in Weißwein einlegen. Abseihen und morgens nach dem Stillen 1 Fingerhut voll trinken.

Fenchel
Foeniculum vulgare oder auch Brotsamen, Enis, Femis oder Weiberfenchel. Gehört zu der Familie der Doldenblütler (Apiaceae).
Heileigenschaften: blähungstreibend, krampflösend, magenstärkend, milchbildend, schleimlösend, verdauungsfördernd

Ingwer-Smoothie für Einleitung/Übertragung und zum Wehen anstupsen

- 1 kleines Stück Ingwer
- 1 Tropfen Eisenkraut
- 1 Handvoll Beifuß
- 1 Handvoll Löwenzahn
- 1 Handvoll Vogelmiere
- ½ TL Zimt
- ½ Avocado
- 2 TL Zitrone

- 1 Apfel
- 1 EL Honig
- 2 Datteln

In einem Mixer ordentlich pürieren. 2-mal pro Tag genießen.

Kokosnuss-Mandel-Milchbildungsmix

- 50 g Kokosnussraspeln
- 50 g Mandeln
- ½ TL Kardamom
- ½ TL Zimt
- ½ bis 1 EL Ghee
- Sharkara (ayurvedischen Rohrzucker)

Mandeln, Kardamom und Zimt mahlen und mit den Kokosnussraspeln vermischen.
Alles in ½-1 EL Ghee leicht anrösten.
Nach Geschmack Sharkara hinzufügen. Davon täglich 1–2 EL genießen.

Kokosnuss
Cocos nucifera oder auch Schreckgespenst (da braun, haarig und mit drei Keimlöchern) Zählt botanisch nicht zu den Nüssen, sondern zu den Steinfrüchten und ist die einzige Art der Gattung.

Enthält Aminosäuren, Antioxidantien und Elektrolyte, Eisen, Kalium, Kalzium, Kupfer, Mangan, Natrium, Phosphor, Selen, Zink und die Vitamine B und C. (Kokosnusswasser kann schon fast mit einem isotonischen Getränk verglichen werden.) Heileigenschaften: antibakteriell, cholesterinsenkend, gewichtsreduzierend, krampflösend, milchbildend, verdauungsfördernd

Mandeln
Prunus dulcis
Samen des Mandelbaumes, der zur Familie der Rosengewächse (Rosaceae) gehört.
Enthalten hochwertiges Protein, einfach und mehrfach ungesättigte Fettsäuren, Magnesium, Mangan und die Vitamin B und E.
Heileigenschaften: cholesterinsenkend, entzündungshemmend, magenberuhigend, milchbildend, schlaffördernd

Kümmel-Bauchwehmilch

- 1 EL zerdrückte Kümmelfrüchte
- 1 EL echter Bienenhonig
- 250 ml Mandelmilch (oder Milchpulver)

Kümmelfrüchte und Milch vermischen.
Kurz aufkochen und durch ein Sieb abseihen. Mit Bienenhonig süßen.

Kümmel

Carum Carvi oder auch Garbe, Kämen, Kimm oder polnischer Hafer Gehört zu der Familie der Doldenblütler (Apiaceae).

Heileigenschaften: beruhigend, entspannend, krampflösend, kolikenwidrig, milchbildend, verdauungsfördernd

Kümmel-Kuchen zur Verdauungsanregung

- 3 TL Kümmelsamen
- 1 Vanilleschote oder 1 TL Vanillepulver
- ½ TL Backpulver
- 150 g Ghee
- 150 g Streuzucker
- 3 Eier
- 2 EL Mandelmilch
- 225 g Mehl

Backofen auf 180° vorheizen.

Kuchenform (ca. 18 cm) einfetten.

In einer großen Schüssel Mehl und Backpulver mischen.

Butter und Zucker beimengen und gut verrühren.

Eier, Milch, Vanille und Kümmelsamen einrühren.

Teig in die vorbereitete Backform geben und 50 Minuten backen.

Kümmel

Carum Carvi oder auch Garbe, Kämen, Kimm oder polnischer Hafer Gehört zu der Familie der Doldenblütler (Apiaceae).

Heileigenschaften: beruhigend, entspannend, krampflösend, kolikenwidrig, milchbildend, verdauungsfördernd

Hexenweisheit – Ghee selber machen

Gib die Butter in einen Eisentopf und lass sie bei offenem Feuer langsam schmelzen.
Nun kannst du die Butter aufkochen lassen.
Danach das Feuer herunterregulieren.
Die Butter ist noch trüb und an ihrer Oberfläche bildet sich ein weißer Schaum – das ist das Milcheiweiß. Schöpfe diesen nun immer wieder ab. Nimm einen Holzlöffel dazu. Die Butter darf nicht gerührt werden, denn die einzelnen Bestandteile sollen sich in Ruhe trennen können. Der gesamte Vorgang des Köchelns dauert mindestens 20 bis 30 Minuten, je nach Buttermenge auch 40 Minuten oder länger.
Sobald die flüssige Butter klar wird, ist dies ein Zeichen dafür, dass das enthaltene Wasser verdampft ist. Man kann nun auf den Boden schauen und sieht dort einen Satz, der allenfalls etwas goldbraun werden darf, aber keinesfalls schwarz.
Gieße das Ghee nun durch ein Tuch in ein Gefäß.
Anschließend fülle das Ghee in verschließbare Gläser. Natürlich kannst du das Ghee auch direkt in die verschließbaren Gläser füllen. Da beim Fil-

tern manchmal jedoch auch etwas danebentropft, lässt sich sauberer arbeiten, wenn man beide Vorgänge voneinander trennt. Verschließe die Gläser gut und bewahre sie in einem Küchenschrank auf. Gekühlt müssen sie nicht werden.

Kümmel-Stillkugeln

- 1 EL Kümmelsamen
- 6 getrocknete Feigen
- 3 EL Honig- oder Agavensirup
- 100 g Ghee
- 400 g Drei-Korn-Flocken (Dinkel, Hafer, Roggen)
- 100 g gekochter Vollkorn-Reis
- 150 ml warmes Wasser

Kornflocken in der Pfanne leicht anrösten.
Alle Zutaten in einer großen Schüssel vermengen und kleine Kugeln daraus formen.

Hexenweisheit

Zum Bestreuen kannst du Kakaopulver oder Kokos-Flocken nehmen.

Hafer
Avena sativa
Gehört zur Familie der Süßgräser (Poaceae).

Enthält viel Protein, Eisen, Magnesium, Phosphor, Zink und Vitamin B.
Heileigenschaften: entzündungshemmend, milchbildend, nervenstärkend

Kümmel
Curum Carvi oder auch Garbe, Kämen, Kimm oder polnischer Hafer. Gehört zu der Familie der Doldenblütler (Apiaceae).
Heileigenschaften: beruhigend, entspannend, krampflösend, kolikenwidrig, milchbildend, verdauungsfördernd

Lavendel-Hafer-Kekse bei Wochenbett-Depression

Für 12 Kekse:

- 1 TL Lavendelblätter
- 1 TL Lavendelblüten
- 1 EL Zuckersirup
- 1 EL Hafermilch
- 1 TL Backpulver
- 75 g Haferflocken
- 75 g Zucker
- 75 g Ghee (oder Butter)
- 75 g Mehl

Backofen auf 180° vorheizen.
In einem kleinen Topf bei niedriger Hitze Ghee, Sirup und Hafermilch gut verrühren.

Mehl, Backpulver, Haferflocken und Zucker vermengen und in den Sirup einrühren.
Lavendelblätter und -blüten untermengen.
Runde Teighäufchen auf einem Backblech auslegen. 10–15 Minuten goldbraun backen.

Hafer
Avena sativa
Gehört zur Familie der Süßgräser (Poaceae).
Enthält viel Protein, Eisen, Magnesium, Phosphor, Zink und Vitamin B.
Heileigenschaften: entzündungshemmend, milchbildend, nervenstärkend

Lavendel
Lavandula officinalis oder auch echter Lavendel, Hidcote oder Provence Lavendel
Ist eine Pflanzenart aus der Gattung Lavendel (Lavandula) innerhalb der Familie der Lippenblütler (Lamiaceae).

Heileigenschaften: antiseptisch, beruhigend, nervenstärkend, schlaffördernd

Hexenweisheit – Lavendel-Zucker

- 5 Lavendelblüten
- 350 g Zucker

Lavendelblüten trocknen, indem du sie für 10 Minuten bei 100° im Backofen erwärmst.

Blüten abkühlen lassen.
Blüten hacken und 16 EL mit dem Zucker mischen.
In ein dunkles Glas füllen.
Eignet sich gut für Tees, Kekse und Kuchen.

Leinsamen-Omega-Kick gegen Hautjucken

- 200 g Leinsamen
- 100 g Sesam
- 50 g Walnüsse
- 40 g Mandeln
- 50 g Kürbiskerne
- 20 g Chiasamen
- 5 Esslöffel Bienenhonig
- 5 Datteln
- 20 ml Nachtkerzenöl

Nüsse und Körner schroten.
Nachtkerzenöl und Honig unterrühren.
Mit den Datteln in einem Mixer gründlich pürieren.
In einem geschlossenen Glas ist die Mixtur ca. 3 Wochen im Kühlschrank haltbar. Dieses Rezept ist reich an essentiellen Fettsäuren, die nicht vom Körper selber gebildet werden.
Bei Hautjucken, Neurodermitis oder bei gereizter Scheidehaut 2 Teelöffel täglich zu sich nehmen.

Leinsamen
Linum usitatissimum oder auch Flachs, Flachsbeere und Haarlinse
Sind die Samen des gemeinen Flachses, der zur Familie der Leingewächse (Linaceae) gehört.
Reich an Omega-3-Fettsäuren, Eiweiß, Eisen, Magnesium, Zink und den Vitaminen B und E.
Heileigenschaften: entzündungshemmend, verdauungsfördernd, zellschützend

Lorbeer-Milchreis gegen Bauchweh

Für 6 Portionen:

- 2 Lorbeerblätter
- Eine Prise Muskat
- 25 g Ghee (oder Butter)
- 2 EL Zucker
- 2 EL Milchreis
- 600 ml Milch (oder Pflanzenmilch)

Backofen auf 200° vorheizen.
Reis waschen.
Backform mit Ghee einfetten.
Reis, Zucker und Milch hineingeben und gut verrühren Lorbeerblätter beimengen.
Muskat darüber reiben und Ghee als Flocken auf der Oberfläche verteilen.

Bei 200° für 30 Minuten backen, danach bei 150° für 1 Stunde weiter backen, bis eine cremige Masse entsteht.
Mit Zimt und Zucker oder Pflaumenkompott servieren.

Lorbeer
Laurus Nobilis oder auch echter Lorbeer, edler Lorbeer oder Gewürzlorbeer. Gehört zu der Familie der Lorbeergewächse (Lauraceae).

Heileigenschaften: appetitanregend, belegungslindernd, beruhigend, magenschonend

Hexenweisheit – Lorbeer Salz

- 6 Lorbeerblätter
- 250 g unjodiertes grobes Salz

Lorbeerblätter und Salz in einem Mörser zerstoßen.
In ein dunkles Glas füllen und 14 Tage reifen lassen.

Löwenzahn-Eintopf im Wochenbett

- 1 Handvoll Löwenzahnblätter
- 120 g Schnittlauch
- 120 g Petersilie
- 3 Möhren
- 1 Fenchel
- 5 Kartoffeln (mehligkochend)
- 1 Süßkartoffel
- Eine Prise Wildkräutersalz
- Eine Prise Curry
- Eine Prise schwarzer Pfeffer
- 150 g Räuchertofu
- 1 TL Kokosfett
- 1 EL Sesamöl

Kartoffeln und Möhren schälen und in Würfel schneiden.
Zuerst die Möhren in einem Topf mit etwas Kokosfett andünsten.
Kartoffeln und Fenchel dazugeben und ebenfalls andünsten.
Mit Wasser bedecken und bei geschlossenem Topf weich köcheln lassen.
In der Zwischenzeit Löwenzahn, Schnittlauch und Petersilie waschen und in Streifen schneiden.
Räuchertofu in Würfel schneiden und in Sesamöl in einer Pfanne kurz knusprig braten.
Möhren, Kartoffeln und Fenchel mit Salz und Gewürzen abschmecken.

⅔ aus dem Topf nehmen und zur Seite stellen. Den Rest purieren. Gemüse und Kräuter zum Püree in den Topf geben, umrühren und vom Herd nehmen. In Schalen anrichten: Suppe, darüber Tofu und noch etwas Schnittlauch.

Hexenweisheit

Mit einem Spritzer Shoju-Sojasoße sehr lecker.

Löwenzahn

Taraxum officinale oder auch Butterblume, Kuhblume, Milchstock oder Pusteblume Aus der Familie der Korbblütler (Asteraceae).

Heileigenschaft: antirheumatisch, kräftigend, milchbildend, müdigkeitsvertreibend, nervenstärkend, nierenstärkend

Löwenzahn-Kraft-Lassi

- 1 Handvoll Löwenzahn
- 5 Brennnesseltriebe
- 1 Handvoll Giersch
- 1 Handvoll Gundelrebe
- 1 Becher Joghurt
- 200 ml Wasser

Saft aus den Wildkräutern zubereiten.
Mit Joghurt und beliebig viel Wasser mit einem Schneebesen zu einem Lassi schlagen.

Brennnessel

Urtica oder auch Haarnessel, Hanfnessel, Scharfnessel, Tausendnessel

Bildet eine Pflanzengattung in der Familie der Brennnesselgewächse (Urticaceae).

Heileigenschaften: abwehrsteigernd, antirheumatisch, blutreinigend, eisenliefernd, entwässernd, harntreibend

Löwenzahn

Taraxum officinale oder auch Butterblume, Kuhblume, Milchstock oder Pusteblume Aus der Familie der Korbblütler (Asteraceae).

Heileigenschaft: antirheumatisch, kräftigend, milchbildend, müdigkeitsvertreibend, nervenstärkend, nierenstärkend

Löwenzahn-Salat als Kraftspender

- 10 Löwenzahnblätter
- 10 Löwenzahnblüten
- 5 Bärlauchblätter
- 1 Handvoll Mandeln
- Saft einer Zitrone
- 3 cl Olivenöl
- 1 cl Sojasoße

Löwenzahnblätter und -blüten sowie Bärlauch waschen und abtropfen lassen. In schmale Streifen schneiden und in eine Schüssel geben.

Mandeln hacken, Zitrone pressen und mit Olivenöl und Sojasauce mischen. Über den Salat träufeln.

Löwenzahn
Taraxum officinale oder auch Butterblume, Kuhblume, Milchstock oder Pusteblume. Aus der Familie der Korbblütler (Asteraceae).
Heileigenschaft: antirheumatisch, kräftigend, milchbildend, müdigkeitsvertreibend, nervenstärkend, nierenstärkend

Petersilien-Honig als Eisenlieferant

Ergibt zwei Gläser auf 450 g:

- 175 g frische Petersilie
- 1 Zitrone
- 450 g Zucker
- 850 ml Wasser

Petersilie inklusive Stiel waschen und trocknen.
Grob hacken und in einem Topf mit Wasser zum Kochen bringen.
30 Minuten köcheln lassen.
Durch ein Leinentuch pressen und die Flüssigkeitsmenge messen.

Das Petersilien-Wasser mit dem Zitronensaft und 450 g Zucker pro 570 ml Flüssigkeit in einen Topf geben und bei schwacher Hitze köcheln, bis der Zucker sich aufgelöst hat.
Dann zum Kochen bringen.
Hitze reduzieren und 45 Minuten köcheln lassen, bis die Mischung sirupartig geworden ist.
In Gläser füllen.
Ideal in Tee oder als Brotaufstrich.

Petersilie
Petroselinum Crispum oder auch Bittersilche, Peterle oder Suppenwurzel. Aus der Familie der Doldenblütler (Apiaceae).
Heileigenschaften: blutreinigend, eisenliefernd, harntreibend, krampflösend

Pflaumen-Johannisbeer-Marmelade bei Anämie

- 500 g Pflaumen
- 100 g Johannisbeeren
- 100 g Rosinen
- 100 g Feigen
- 200 g Aprikosen

Mit Gelierzucker aufkochen und pürieren.
Gesunder Brotaufstrich oder für dein Müsli.

Johannisbeeren
Ribes oder auch Ribiseln, Meertrübeli, Trübeli
Sind die einzige Pflanzengattung in der Familie der Stachelbeergewächse (Grossulariaceae).
Enthalten Eisen, Kalzium, Magnesium, Zink und die Vitamine A, B, C, E und K.
Heileigenschaften: antirheumatisch, eisenliefernd, entzündungshemmend, nervenstärkend

Pflaume
Prunus domestica
Gehört zu der Familie der Rosengewächse (Rosaceae).
Enthält Eisen, Kalium, Kalzium, Kupfer, Magnesium, Mangan, Phosphor und die Vitamine A, B und C.
Heileigenschaften: antirheumatisch, eisenliefernd, entwässernd, harntreibend, verdauungsfördernd

Portulak-Wochenbett-Kraftsuppe

Ergibt 2 Liter:

- 1 Handvoll Portulakblätter
- ½ Handvoll Liebstöckel
- 5 Curryblätter
- 1 Lorbeerblatt
- 1 Blatt vietnamesische Koriander
- 1TL Dill
- ½ TL Kurkuma
- ½ TL Kreuzkümmel
- 2 Stangensellerie

- 1 Fenchel
- 4 Möhren
- 1 Stange Lauch
- 2 große Zwiebeln
- 4 Kartoffeln
- 250 ml Kokosmilch
- Salz
- Pfeffer

Alle Zutaten in einen Kochtopf geben und mit Wasser bedecken.
Zum Kochen bringen (am besten am offenen Feuer).
Bei niedriger Temperatur 2 Stunden köcheln lassen. Pürieren.

Portulak
Portulaca oleracea oder auch Gemüse-Portulak oder Sommerportulak. Ist eine Pflanzenart aus der Gattung Portulak (Portulaca).
Enthält Omega-3-Fettsäuren, Eisen, Kalium, Kalzium, Magnesium, Zink und die Vitamine A, B und C.
Heileigenschaften: antibakteriell, blutreinigend, kräftigend, nierenstärkend, verdauungsfördernd

Ringelblumen-Kekse für die innere Heilung bei Entzündungen

- 4 TL Ringelblumenblütenblätter
- 1 TL Backpulver
- 100 g Ghee (oder Butter)
- 50 g Zucker
- 175 g Mehl

Backofen auf 230° vorheizen.
Butter und Zucker mischen.
Mehl und Backpulver dazugeben und kräftig verrühren, bis sich eine Kugel formen lässt.
Teig ausrollen und mit Ringelblumenblüten bestreuen.
Mit einer Form Kekse ausstechen.
10–12 Minuten backen. Abkühlen lassen.

Ringelblume
Calendula Officinalis oder auch Goldrose, Ringelrose und Sonnenwendblume. Aus der Familie der Korbblütler (Asteraceae).
Heileigenschaften: anregend, antibakteriell, entzündungshemmend, hustenlindernd, verdauungsfördernd

Ringelblumen-Kuchen für die Seele

Für den Teig:

- 1 TL Ringelblumenblütenblätter
- ¼ TL Salz
- 50 g Butter
- 25 g Ghee
- 150 g Mehl
- 2 EL Wasser

Für die Füllung:

- 6 EL Ringelblumenblütenblätter
- 2 EL Frischkäse
- 1 EL Puderzucker
- Eine Prise Salz
- Eine Prise Muskat
- Schale einer Zitrone
- 4 Eier

Backofen auf 190° vorheizen.
Mehl und Salz in einer Schüssel sieben.
Butter und Ghee dem Mehl beimengen und kneten.
Wenn die Masse fein krümelig ist, die Ringelblumenblütenblätter dazugeben.
Das Wasser langsam aufgießen und sanft kneten.
Für 1 Stunde abgedeckt in den Kühlschrank stellen.
Eine Springform mit 20 cm Durchmesser einfetten.

Den Teig etwa 5 mm dick ausrollen und damit die Backform auskleiden.
Den Boden mit der Gabel einstechen.
25 Minuten backen.
Ofentemperatur auf 170° senken.
Eier trennen und die Eidotter mit den Blütenblättern vermischen.
Die Ei-Blütenmischung mit Zitronensaft vermengen.
Frischkäse mit Zucker, Salz und Muskat mischen.
Eiweiß steif schlagen.
Unter die Blütenmischung geben.
Masse in die Backform gießen und 25 Minuten backen. Abkühlen lassen.

8. Abschluss

In den sanften Schatten des Lebens, wo die neuen Anfänge aufblühen und die Erinnerungen wie zarte Blütenblätter im Wind tanzen, verabschiede ich mich von dir, lieber Leser. Auf den Seiten dieses Buches haben wir gemeinsam die kostbaren Momente der Schwangerschaft, die Wunder der Niederkunft und die stillen, heiligen Stunden des Wochenbetts erkundet.

Jede Geschichte, die wir geteilt haben, und jedes alte Rezept, das unsere Vormutter und unser Vorvater hinterlassen haben, sind wie ein sanfter Fluss, der durch die Zeit fließt und uns daran erinnert, dass das Leben ein fortwährender Zyklus ist. Mögen die Erfahrungen, die du hier gesammelt hast, sich wie eine warme Decke um dein Herz liegen und dir Heil sowie Inspiration schenken.

Wenn du dich auf deine eigene Reise begibst, sei dir bewusst, dass du nie allein bist. Die Stimmen der Weiber, die vor dir kamen, flüstern im Wind, und die Rezepte der alten Zeit werden in deinem Heim lebendig, um dir die Kraft und Weisheit zu schenken, die du benötigst.

Möge jeder Schritt, den du machst, von Liebe und Dankbarkeit begleitet sein. Und wenn du in die Zukunft blickst, erinnere dich daran, dass jeder

Abschied auch ein neuer Anfang ist. Ich danke dir für das Teilen dieser Reise und wünsche dir alles Gute auf deinem Weg!

Lebe in HEIL, und möge das Feuer des Lebens dich stets umhüllen.

Kerstin

Online Präsenz:

Besuche uns auf Telegram:

https://t.me/kerstintenn

Oder auf unserer Webseite:
https://hebahninnen-team.de